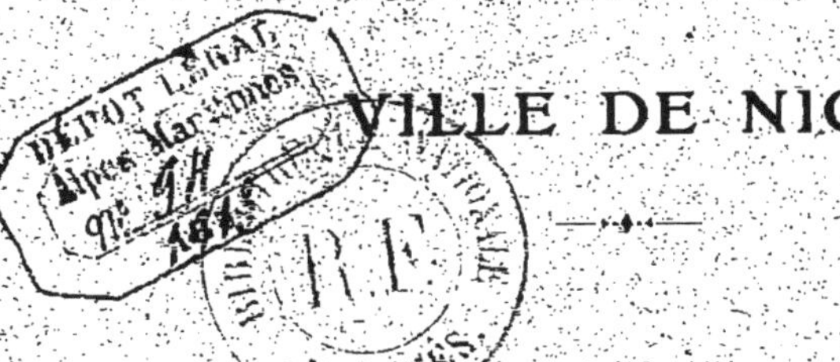

VILLE DE NICE

RÈGLEMENT

SANITAIRE

DRESSÉ EN EXÉCUTION DE LA LOI

DU 15 FÉVRIER 1902

Prix : 10 Centimes

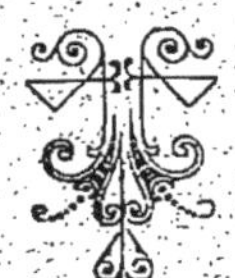

NICE — IMPRIMERIE DE L'ECLAIREUR

27, Avenue de la Gare, 27

1913-1914

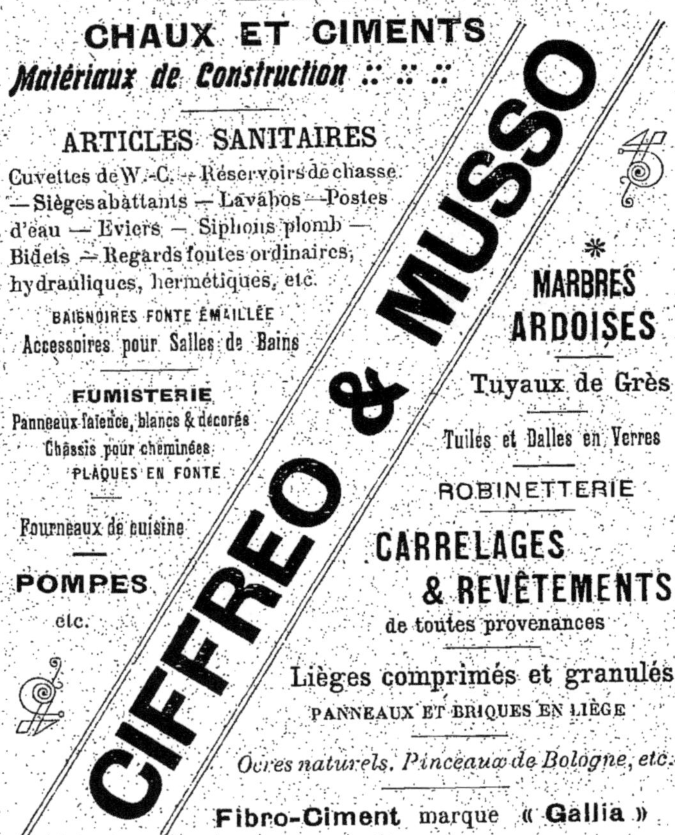

VILLE DE NICE

RÈGLEMENT
SANITAIRE

DRESSÉ EN EXÉCUTION DE LA LOI

DU 15 FÉVRIER 1902

Prix : 10 Centimes

NICE — IMPRIMERIE DE L'ECLAIREUR

27, Avenue de la Gare, 27

1913-1914

RÈGLEMENT SANITAIRE

Dressé en exécution de la loi du 15 Février 1902

PREMIÈRE PARTIE

VOIRIE ET HABITATION

TITRE I

Des Voies Publiques et Privées

CHAPITRE I

SALUBRITÉ DES VOIES PUBLIQUES

ARTICLE PREMIER. — *Validité des règlements antérieurs.* — Les dispositions du présent règlement ne modifient en rien, en ce qu'ils ne lui sont pas contraires, les règlements antérieurs publiés à l'annexe.

ART. 2. — *Défense de souiller la voie publique.* — Il est interdit de souiller la voie publique de quelque manière que ce soit.

Il est interdit notamment, sauf autorisation spéciale, ou exceptions spécifiées au présent règlement : d'effectuer aucun dépôt de quelque nature et à quelque heure que ce soit sur aucune partie de la voie publique ; d'y porter des ordures ou résidus provenant du balayage des maisons et d'y battre ou secouer des tapis, draperies, étoffes ou objets quelconques. Il est interdit de cracher sur le sol des voies publiques, principalement sur les trottoirs.

Art. 3. — *Interdiction du balayage à sec.* — Il est interdit de balayer à sec les cours, corridors, escaliers, allées, trottoirs, et toutes les parties de maisons communes à plusieurs locataires ou les parties non communes, mais s'ouvrant directement sur la voie publique.

Le nettoyage du sol de ces divers points sera pratiqué par l'essuyage avec un linge humide ou par le balayage avec de la sciure de bois mouillée.

Quand il sera nécessaire de procéder au nettoyage des murs ou plafonds, à la destruction des toiles d'araignées, à l'enlèvement des poussières déposées sur les murs, etc.; si le nettoyage au linge humide est impossible, toutes précautions seront prises pour empêcher la diffusion des poussières.

Art. 4. — *Interdiction de jeter des eaux usées sur la voie publique.* — Toute projection d'eaux usées ménagères ou autres est interdite sur la voie publique.

Il est fait exception toutefois pour les eaux provenant du lavage des façades des maisons, des portes cochères et vestibules, des devantures des magasins. L'eau en provenant sera immédiatement balayée vers le caniveau.

Il est défendu d'employer à ces lavages des eaux usées ou prises dans le caniveau.

Art. 5. — *Obligation d'entreposer les ordures ménagères dans des récipients fermés ; mesures de police.* — Les ordures ménagères et les balayures provenant des immeubles seront mises dans des récipients qui seront déposés chaque matin dans les conditions fixées par l'Arrêté municipal en vigueur, relatif à la réglementation du dépôt sur la voie publique des ordures ménagères. Les propriétaires seront tenus de fournir les récipients communs aux divers locataires.

Ces récipients seront maintenus constamment couverts de leur couvercle à l'intérieur comme à l'extérieur de l'immeuble.

Art. 6. — Il est interdit aux habitants de verser leurs ordures ménagères ailleurs que dans le récipient commun affecté à l'immeuble. Si ce récipient commun vient à faire momentanément défaut ou se trouver accidentellement insuffisant, ils devront laisser leurs récipients particuliers en dépôt jusqu'après leur vidange et dans les mêmes conditions que le récipient commun.

Art. 7. — Les récipients provenant des immeubles situés sur les voies privées livrées à la circulation seront déposés dans les mêmes conditions que sur les voies publiques. Ceux provenant d'immeubles sur voies privées fermées, seront déposés aux débouchés de ces voies sur les voies publiques.

Art. 8. — *Matières qu'il est interdit de jeter dans les bouches d'égouts.* — Il est interdit de jeter dans les égouts, par les bouches ou les regards établis sur les voies publiques ou privées, des matières de vidanges solides ou liquides, des corps solides quelconques, ainsi que des substances corrosives ou émettant des vapeurs incommodes, dangereuses ou inflammables ; d'y écouler des eaux chaudes dont la température serait supérieure à 30° centigrades avant leur arrivée dans l'égout.

ART. 9. — *Mesures à prendre avant et pendant les démolitions.* — Préalablement à toute démolition d'immeubles on devra procéder à la vidange, au curage, au comblement et à l'asséchement de toutes les fosses, des puits, puisards, caves, infectés par des dépôts de matières organiques, égouts particuliers et canalisations souterraines ; on désinfectera les murs et les parois. Pour la vidange des fosses, le curage des puits ou puisards, on se conformera aux dispositions énoncées aux articles 161 et suivants du présent règlement.

Dans le cas de démolition des fondations en contre-bas du sol du rez-de-chaussée et notamment de berceaux de caves, d'anciennes fosses ou d'anciens égouts et de toutes cavités souterraines, les matériaux, les résidus retirés des fouilles et les terres infectées qui en sont extraits seront désinfectés ; dans ce but on les sapoudrera ou on les mélangera de sulfate de fer ou de chaux vive à raison de 500 grammes de sulfate de fer ou d'un kilo de chaux vive par mètre cube, ou bien on emploiera tout autre moyen agréé par l'Administration.

Ces débris de démolition et ces terres ne pourront être portés qu'aux décharges publiques et s'il s'agit de terres infectées par des fuites de fosses d'aisances ou d'anciens égouts, elles devront être transportées dans des voitures étanches et fermées.

Les transports, chargements et déchargements auront lieu dans des conditions telles que la voie publique ne puisse être salie ni les passants ou riverains incommodés.

Toutes les dispositions seront prises pour protéger le voisinage contre les poussières.

Pendant le cours des travaux, si c'est possible et pendant la suspension des travaux, tout orifice dégageant de mauvaises odeurs sera rigoureusement bouché.

ART. 10. — *Obligation de clore les terrains non bâtis le long des voies publiques.* — Les propriétaires de terrains non bâtis, situés le long des voies publiques, devront clôre ces terrains au moyen de barrières ayant une hauteur régulière d'au moins 1 m. 25 au-dessus du trottoir. Ces clôtures devront toujours être entretenues en bon état par leurs soins et à leurs frais. Ainsi que les terrains à clôturer.

ART. 11. — *Interdiction des constructions légères.* — Il est interdit d'habiter dans les constructions légères en bois ou en planches, briques et plots de béton ou machefer posés de champ pour atelier, hangar, écurie, remise, etc.

ART. 12. — *Interdiction des dépôts d'immondices.* — Tout dépôt de boues ou immondices, ordures, vieux papiers, matériaux de démolition, matières provenant des lieux à la turque, feuillées, débris ou détritus quelconques est interdit à une distance moindre de 100 mètres de toute habitation et de 50 mètres des chemins publics ou privés.

Art. 13. — *Transport d'immondices ou de matières salissantes.* — Les personnes transportant des fumiers, boues, immondices, terres, charbons ou matières quelconques qui seraient de nature à salir la voie publique ou à incommoder les passants, devront charger leurs voitures de manière à ce que rien ne s'en échappe et ne puisse se répandre sur le sol pendant le transport. Elles devront enlever imméditament les parties qui seraient tombées. En outre, leurs chargements devront être complètement recouverts sur tous les côtés par une bâche.

Art. 14. — *Interdiction de brûler les herbes et feuilles d'arbres.* — Il ne sera permis de brûler des herbes, feuilles d'arbres, sarclures de jardin, que le soir à la tombée de la nuit ou le matin avant 7 heures. Cette opération est interdite à moins de 50 mètres de toute habitation ainsi que sur les voies publiques et privées.

Art. 15. — *Arrosage des trottoirs.* — Du 1er mai au 30 septembre, les propriétaires ou habitants sont tenus d'arroser, de 7 heures à 8 heures du matin, et de 3 à 5 heures de l'après-midi, la partie du trottoir au-devant de leurs rez-de-chaussée, boutiques, magasins et autres emplacements qui en dépendent.

Il est défendu de se servir d'eaux usées pour cet arrosage. Pendant toute l'année il est défendu de nettoyer à sec le trottoir sur la partie indiquée ci-dessus.

CHAPITRE II

OUVERTURE ET SALUBRITÉ DES VOIES PRIVÉES

ART. 16. — *Conditions à remplir pour qu'une voie privée puisse être classée comme voie publique.* — Toutes les voies ouvertes par les particuliers seront considérées comme voies privées et, à ce titre, la Ville pourra toujours exiger qu'elles soient fermées à leurs extrémités au moyen de grilles mobiles.

Les voies privées qui seront jugées par l'Administration municipale, utiles à l'intérêt général, ne pourront être classées comme voies publiques que si elles remplissent les conditions suivantes :

1° Elles ne devront pas avoir moins de 14 mètres de largeur, dont 10 mètres de chaussée et 2 mètres de trottoir de chaque côté, et devront avoir, à toute intersection avec une autre voie, des pans coupés de 5 mètres au moins ou des arrondis formés par un arc de cercle dont la tangente sera de 4 mètres.

Toutefois, l'Administration municipale pourra classer des rues de 10 mètres de largeur (trottoirs compris), sous la réserve expresse que les constructions seront tenues de chaque côté à 5 mètres en retrait de l'alignement, et que cette servitude sera consentie, au profit de la Ville, par tous les propriétaires riverains.

Dans ce cas, les trottoirs auront seulement 1 m. 50 de largeur.

Les rues de largeurs intermédiaires, entre 10 et 13 m. 99, pourront être également classées sous la réserve que les constructions à y élever seront tenues en retrait de chaque côté de l'alignement, de façon à avoir toujours un espace libre de 20 mètres entre les constructions. Le retrait qui ne pourra jamais être traité qu'en jardin, ne devra pas être inférieur à 5 mètres pour tout le même côté de la rue ;

2° Elles devront être en parfait état de viabilité, comme chaussée et comme trottoirs, et posséder, en outre, des égouts reliés au réseau général.

ART. 17. — *Obligation de clore les terrains non bâtis en bordure sur les voies ferrées.* — Les terrains non bâtis en bordure des voies privées seront clos, comme il est dit à l'art. 10 pour les terrains non bâtis en bordure de voies publiques.

ART. 18. — *Désignation des voies privées. Leur entretien.* — Les voies privées devront être pourvues, à chaque extrémité, d'un écriteau portant la mention très lisible : « Rue privée ».

Le sol de ces voies devra être constamment tenu en bon état d'entretien et de propreté par les propriétaires intéressés, conformément aux articles 2 et suivants.

L'arrosage et le balayage des trottoirs seront assurés comme il est dit à l'art. 15.

Art. 19. — *Eclairage des voies privées.* — Les voies privées devront être éclairées d'une façon suffisante par les soins et aux frais des propriétaires.

Art. 20. — *Ecoulement des eaux pluviales.* — Dans toute voie privée, le profil du sol sera disposé de manière à éviter toute stagnation des eaux pluviales et à assurer leur facile écoulement. Ces eaux seront conduites au caniveau de la voie publique la plus voisine par une cunette qui sera toujours étanche lorsque elle longera une construction.

Toutefois, lorsque la longueur de la voie privée sera supérieure à 50 mètres et lorsque la voie publique la plus voisine sera pourvue d'un égout, les eaux pluviales y seront amenées par une conduite souterraine. Des précautions seront prises pour assurer la salubrité de cette canalisation, dont le projet devra toujours avoir été approuvé par l'Administration municipale.

Art. 21. — *Ecoulement des eaux usées.* — Dans toute voie privée, dont les immeubles sont munis de water-closets à chasse et qui débouchent, de part et d'autre, sur une voie pourvue d'un égout, il sera établi, pour les eaux ménagères et les eaux de closets, sur la longueur nécessaire, une conduite souterraine installée pour recevoir ces eaux, et qui pourra également recevoir les eaux pluviales. Cette conduite sera lavée par des chasses d'eau suffisantes aménagées par les propriétaires et alimentées à leurs frais.

Les plans de cette canalisation devront être, au préalable, soumis à l'Administration municipale et approuvés par elle. En aucun cas, les eaux ménagères ne pourront être écoulées à ciel ouvert.

Lorsque les voies publiques attenantes seront dépourvues d'égouts, les eaux usées seront recueillies dans des fosses étanches établies suivant les règles énoncées aux articles 155 et suivants.

Art. 22. — *Immeubles en contre-bas.* — Pour les voies privées existantes et desservant des immeubles en contre-bas des chaussées ou de l'égout, l'Administration municipale déterminera les mesures à prendre pour l'évacuation des eaux pluviales et ménagères.

Art. 23. — *Les dispositions du chapitre I s'appliquent aux voies privées.* — Toutes les dispositions énoncées au chapitre I du présent règlement s'appliquent également aux voies privées.

Art. 24. — *Les dispositions du présent règlement s'appliquent aussi aux bâtiments édifiés sur voies privées.* — Les bâtiments édifiés en bordure des voies privées de toute nature, passages fermés ou non, impasses cités et autres espaces intérieurs, sont soumis aux mêmes règles que les bâtiments en bordure des voies publiques et à toutes les prescriptions énoncées au présent règlement.

Art. 25. — *Les dispositions réglementaires s'appliquent aux voies privées existantes et à celles à créer. Délai pour s'y conformer.* — Les dispositions énoncées aux chapitres I et II s'appliquent aussi bien aux voies privées à créer qu'à celles qui existent actuellement.

Pour ces dernières, un délai de 6 mois est accordé aux propriétaires, pour se conformer aux mesures édictées à ces chapitres.

TITRE II

Des Constructions

CHAPITRE I

AUTORISATIONS

ART. 26. — *Conditions que doivent remplir les plans accompagnant une demande d'autorisation.* — Conformément à l'art. 11 de la loi du 15 février 1902, aucune construction destinée à l'habitation ne pourra être entreprise sans autorisation préalable accordée par le maire sur la demande de l'intéressé.

La demande au maire contiendra l'indication exacte des nom, prénoms et domicile du pétitionnaire, qui joindra à la demande les pièces suivantes revêtues de son visa :

1° Tous les plans, coupes et façades cotés de la future construction, nécessaires à la complète compréhension du projet dans tous ses détails, avec indication des canalisations des eaux pluviales ménagères et des closets et du système d'assainissement de l'immeuble.

Ces dessins ne pourront pas être à une échelle inférieure à 1 centimètre par mètre ;

2° Un plan d'ensemble coté indiquant la partie de la propriété où doit s'élever la future construction, ainsi que les constructions existantes à conserver et leurs hauteurs, l'emplacement exact de la construction projetée, la situation des lieux, celle des immeubles voisins, de l'immeuble à construire et des puits, puisards, égouts, canaux, ruisseaux, etc.

L'échelle de ce plan d'ensemble ne devra pas être inférieure à 5 millimètres par mètre.

Ces plans et dessins doivent être parfaitement nets et lisibles. Ils seront remis en triple expédition ; l'une d'elles, après approbation, sera rendue au pétitionnaire ; une autre sera conservée par le Service de la voirie ; la troisième par le Bureau d'hygiène. Dans le cas où les plans s'appliqueraient à une construction soumise au contrôle de la Commission d'incendie, il en sera déposé une quatrième expédition.

Il est interdit aux Services municipaux de communiquer ces plans à des tiers.

ART. 27. — S'il résultait, des plans et dessins présentés, que le règlement sanitaire n'est pas observé, l'Administration

indiquera les points du projet qui doivent être modifiés. Le permis de construire sera délivré si le propriétaire modifie ses plans conformément au règlement sanitaire.

ART. 28. — Aucune modification au projet autorisé ne pourra se faire sans approbation préalable de l'Administration municipale.

ART. 29. — *Délivrance de l'autorisation.* — L'autorisation de construire, conformément aux dessins définitifs produits à l'appui de la demande, sera délivrée aux propriétaires dans le délai de vingt jours, à partir de la date du dépôt constatée par un récépissé. Si, à l'expiration du délai de 20 jours ci-dessus indiqué, l'Administration municipale ne s'est pas prononcée sur la demande présentée, le propriétaire pourra commencer les travaux, conformément aux dispositions de ses plans, coupes et élévations, dans les conditions énoncées à l'art. 11 de la loi du 15 février 1902 et après en avoir prévenu le maire par lettre recommandée et acte extra-judiciaire.

Indépendamment de l'autorisation énoncée ci-dessus, le pétitionnaire ne pourra commencer à construire en bordure de la voie publique qu'après avoir obtenu de l'autorité compétente l'alignement à observer.

ART. 30. — *Modifications aux constructions sujettes à autorisation.* — Sont soumis aux mêmes règles tous travaux apportant une modification quelconque intéressant le gros-œuvre ou l'économie de tout bâtiment existant.

ART. 31. — *Constructions anciennes, cas où il est impossible de se conformer au règlement sanitaire.* — Lorsqu'il sera reconnu impossible, en apportant des modifications aux maisons anciennes, de se conformer aux prescriptions du règlement sanitaire, les travaux ne seront autorisés que s'ils apportent une notable amélioration à la situation sanitaire existante.

ART. 32. — *Durée de la validité des autorisations.* — Les autorisations délivrées ne sont valables que pour un an à partir de leur date.

ART. 33. — Les locaux destinés à l'habitation de jour ou de nuit ne pourront être habités qu'après le visa de conformité du règlement sanitaire, délivré à l'achèvement de la construction par l'Administration municipale, sur l'avis des Services d'hygiène et de voirie.

L'intéressé sera tenu d'aviser l'Administration municipale en temps utile.

CHAPITRE II

DÉBLAIS ET FOUILLES

ART. 34. — *Désinfection des fouilles.* — Il ne pourra être creusé aucune tranchée ni exécuté aucune fouille à ciel ouvert, sans prendre les mesures de désinfection nécessaire pour prévenir toute exhalaison nuisible ou toute mauvaise odeur.

Le procédé de désinfection est laissé au choix du propriétaire, pourvu que son efficacité soit constatée par le Bureau d'hygiène et que l'opération puisse être facilement vérifiée.

ART. 35. — *Eaux souterraines.* — Lorsque les déblais des caves et des fondations mettront à jour la nappe d'eau souterraine, les eaux seront d'abord désinfectées et épuisées, de même que seront désinfectées et épuisées les eaux pluviales et autres qui pourraient envahir accidentellement le chantier.

Si les eaux de la nappe souterraine sont à un niveau supérieur à l'égout, elles seront drainées et dirigées à l'égout par une conduite siphonée.

Le branchement sera fait aux frais de l'intéressé, sous la surveillance des agents de la ville.

Si les eaux ne peuvent être évacuées à l'égout, elles devront être désinfectées et épuisées périodiquement pour éviter toute stagnation dangereuse.

ART. 36. — *Dépôt de matériaux.* — Aucun dépôt de matériaux, débris ou terres provenant des fouilles et servant ou non à des travaux de remblai, ne pourra être effectué à ciel ouvert sur les propriétés privées, sans que les propriétaires en aient auparavant avisé l'Autorité municipale, qui prescrira les mesures de précaution qu'elle jugera nécessaires dans l'intérêt de l'hygiène et de la santé publique.

CHAPITRE III

CAVES ET SOUS-SOL

ART. 37. — *Murs de fondation.* — Les murs de fondation devront être rendus imperméables, au moyen d'une couche horizontale de matériaux isolateurs (ciment, asphalte, etc.), établie au niveau du sol des caves du sous-sol ou du terrain naturel.

ART. 38. — *Obligation de ménager des caves ou un espace vide dans les pièces d'habitation.* — Tout bâtiment destiné à servir d'habitation devra être pourvu soit de caves ou sous-sol, soit d'un espace sous rez-de-chaussée d'au moins 50 centimètres, ventilé par des prises d'air grillées. Dans ce dernier cas, aucune pièce de bois ne pourra être employée dans la construction du plancher du rez-de-chaussée.

Les caves ne pourront, en aucun cas, servir d'habitation de jour ou de nuit.

ART. 39. — *Hauteur du sous-sol.* — La hauteur du sous-sol, destiné à l'habitation de jour et de nuit, ne pourra être inférieure à 2 m. 60 ; lorsque ce sous-sol ne servira qu'à l'usage de caves, sa hauteur pourra être réduite à 2 mètres.

ART. 40. — *Terre-plein.* — Lorsque l'immeuble sera adossé à un terre-plein et qu'il y aura impossibilité matérielle de l'en isoler, on devra, au moyen de matériaux imperméables, créer une couche isolante entre le terre-plein et les parois de la construction.

ART. 41. — *Aération des caves.* — Les caves prenant directement jour à l'extérieur devront toujours être ventilées par des soupiraux en nombre suffisant, d'au moins 12 centimètres de hauteur, avec une section libre minima de 6 décimètres carrés.

Les caves qui ne peuvent être aérées directement seront fermées par des portes à claire-voie.

Il sera, en outre, dans les deux cas, réservé des ouvertures dans le haut des cloisons divisoires.

ART. 42. — *Les portes ou trappes de cave ne peuvent s'ouvrir dans des pièces habitées.* — Aucune porte ou trappe de cave ne pourra s'ouvrir dans une pièce destinée à l'habitation de nuit.

ART. 43. — *Conditions d'habitabilité du sous-sol pendant le jour.* — L'habitation de jour dans les sous-sols n'est autorisée qu'aux conditions suivantes :

1° Un tiers au moins de la hauteur nette sera au-dessus du niveau du sol ;

2° Les eaux usées seront évacuées à l'égout dans des conditions telles qu'on n'ait pas à redouter que les eaux de celui-ci puisent refluer dans le sous-sol ;

3° Il sera établi sous le sol une couche isolante de cailloux ou béton de 50 centimètres d'épaisseur au moins ;

4° Les murs et le sol devront être imperméables et ne présenter aucune trace d'humidité ;

5° Chaque pièce aura une surface minima de 10 mètres carrés. Elle sera éclairée et aérée par des baies ouvrant sur rue, sur cour ou sur jardin, dont l'architrave devra se trouver au moins à 0 m. 80 au-dessus du niveau du sol, dont les surfaces réunies seront d'au moins égales au huitième de la surface de la pièce et dont les vues directes ne seront pas inférieures à 5 mètres.

Toutefois, s'il existe une cour anglaise de 1 m. 50 de large, la hauteur de l'architrave des baies pourrait être abaissée à 0 m. 40.

ART. 44. — *Habitabilité du sous-sol pendant la nuit.* — L'habitation de nuit est interdite dans les sous-sols, à moins que, en plus des conditions énoncées à l'article qui précède, les murs extérieurs ne soient isolés des terrains environnants par une tranchée de 1 mètre de large au moins, cimentée sur ses parois et sur son fond, celui-ci devant toujours se trouver à 0 m. 15 au moins en contre-bas du niveau du sol des pièces destinées à l'habitation.

CHAPITRE IV

REZ-DE-CHAUSSÉE ET ÉTAGES

ART. 45. — *Conditions d'habitabilité des pièces.* — Toute pièce servant à l'habitation de jour ou de nuit devra remplir les conditions suivantes :

1° La surface sera de 8 mètres carrés au moins ;

2° La profondeur des pièces ne pourra dépasser le double de leur hauteur sous plafond ;

3° Quand une pièce sera destinée à l'habitation de nuit de plusieurs personnes, la surface sera d'au moins 8 mq pour la première et d'au moins 4 mq pour chacune des autres ;

4° La hauteur des pièces ne sera pas inférieure aux dimensions suivantes mesurées sous plafond :

3 m. 25 pour le rez-de-chaussée. Toutefois, lorsque le rez-de-chaussée sera destiné à l'usage de boutique, cette hauteur de 3 m. 25 sera portée à 3 m. 60 ;

3 mètres pour le premier étage, 3 m. 20 pour le deuxième étage et 3 m. 10 pour les autres étages, sauf pour l'étage le plus élevé du bâtiment, où la hauteur minima pourra être réduite à 2 m. 80. Elle sera mesurée à la partie la plus haute du rampant.

ART. 46. — *Chambre lambrissée.* — Toute chambre lambrissée aura une surface de plafond horizontale d'au moins 2 mq, sans qu'un des côtés de cette surface puisse avoir moins de 1 mètre.

La surface réglementaire de toute pièce lambrissée sera

mesurée à 1 m. 30 de hauteur du sol, sans que le volume
de la pièce puisse être inférieur à 20 mètres cubes.

Toute partie mansardée sera disposée de manière à bien
défendre les habitants contre les variations de la température
extérieure.

ART. 47. — *Magasins au rez-de-chaussée.* — Par dérogation
aux dispositions qui précèdent, les magasins à rez-de-chaussée
ayant une hauteur libre de 5 m. 50 au moins pourront
comporter, sur un tiers de leur surface, un entresol, qui ne
pourra être affecté à l'habitation.

ART. 48. — *Eclairage et aération des pièces.* — Toute pièce
destinée à l'habitation de jour ou de nuit sera éclairée et
aérée par une ou plusieurs baies ouvrant sur rue ou sur
cour. Ces baies seront disposées de manière que chaque partie
de la pièce soit ventilée et éclairée.

Leur surface totale sera au moins égale à 1/8 de la surface
de la pièce, sans que cette surface puisse être inférieure à
2 mq, sauf à l'étage supérieur, où elle pourra être réduite à
1 m. 50.

ART. 49. — *Aération des pièces au dernier étage.* — Au
dernier étage des bâtiments, les pièces servant à l'habitation
de jour et de nuit peuvent prendre air et jour sur des
courettes.

ART 50. — *Surface des alcôves à ajouter à celle des pièces.*
— La surface de toute alcôve sera ajoutée à celle de la pièce
avec laquelle elle communique pour le calcul des surfaces
que doivent avoir les ouvertures.

ART. 51. — *Les jours de souffrance ne sont pas considérés
comme baies d'aération.* — Les jours de souffrance ne pourront jamais être considérés comme baies d'aération. La surface
de ces jours ne sera donc pas comprise dans le calcul de la
surface réglementaire des baies d'aération.

ART. 52. — *Restriction à l'établissement des fenêtres à
tabatières.* — Les fenêtres à tabatières ne sont pas, en principe, acceptées comme moyen d'aération des pièces d'habitation ou des closets.

Elles ne pourront être acceptées que si ces pièces sont
pourvues, en même temps, d'une cheminée ou d'un tuyau de
ventilation avec appareil d'aspiration.

ART. 53. — *Nombre de closets. Leur aération.* — Dans toute
maison à construire, il y aura, par appartement, à partir de
3 pièces habitables (non compris la cuisine), un cabinet
d'aisance installé dans un local éclairé et aéré directement
d'une manière suffisante. Des orifices d'aération devront être
disposés de manière à pouvoir rester ouverts en permanence. Les vues directes des closets seront établies comme il
est dit à l'art. 102.

Dans les établissements à usage collectif, le nombre et les
dispositions des cabinets d'aisance seront déterminés en

prenant pour base le nombre de personnes appelées à faire usage de ces cabinets et la durée du séjour des personnes dans ces établissements.

ART. 54. — Il sera établi, également et dans les mêmes conditions, à l'usage des pièces habitables, louées isolément ou par groupes de deux, un cabinet d'aisance par 6 pièces habitables et un poste d'eau par étage.

ART. 55. — *Construction des closets.* — Les cabinets d'aisance seront munis de revêtements lisses et imperméables, susceptibles d'être facilement lavés ; à défaut, ils seront blanchis à la chaux.

ART. 56. — *Leur isolement.* — Les cabinets d'aisance ne communiqueront ni avec les chambres à coucher, ni avec les cuisines. En aucun cas, ces pièces n'y prendront ni air ni lumière.

Cependant, lorsqu'une construction sera établie de manière qu'un closet se trouve réservé à l'usage d'une seule personne ou de deux personnes habitant ensemble, ce closet pourra être établi dans une pièce attenante à la chambre d'habitation et servant de cabinet de toilette ou de salle de bains, sous la réserve que la surface de cette pièce sera de 4 mètres carrés au moins.

Dans l'établissement de ces closets, on se conformera, pour les autres points, aux prescriptions énoncées aux articles 53, 55 et 148 du présent règlement.

ART. 57. — Toutes les maisons devront être pourvues de closets. Les maisons qui auraient été construites avant la publication du règlement sanitaire et qui n'en possèdent pas, devront en être pourvues.

Toutefois, dans les maisons anciennes, lorsqu'il sera impossible de se conformer entièrement aux règles énoncées au présent règlement, les dérogations nécessaires seront accordées par le maire, sur le rapport du Bureau d'hygiène.

CHAPITRE V

HAUTEURS ET SAILLIES DES BATIMENTS
EN BORDURE DES VOIES PUBLIQUES

1° HAUTEURS :

ART. 58. — *Gabarits des constructions.* — Les limites que les bâtiments bordant la voie publique ne peuvent pas dépasser sont fixées :

Par deux gabarits : l'un, pour les constructions proprement dites et, l'autre, pour les parties en saillies sur l'alignement et inhérentes au gros-œuvre des bâtiments.

ART. 59. — *Gabarit de la construction proprement dite.* — Le gabarit de la construction proprement dite est déterminé comme suit :

2

1° Par une ligne verticale tracée à l'alignement de la voie publique au milieu de la façade.

La hauteur de cette ligne est mesurée à partir du niveau du trottoir et s'il n'existe pas de trottoir à partir du bombé de la chaussée jusque et y compris les entablements, attiques.

Cette hauteur est déterminée d'après la largeur réglementaire de la voie pour les bâtiments bien alignés.

En ce qui concerne les bâtiments en saillie sur l'alignement, la largeur à compter est la largeur réglementaire diminuée de la saillie maxima du bâtiment sur l'alignement approuvé.

Les hauteurs dont il est question ci-dessus sont fixées conformément au tableau suivant :

LARGEUR DE LA VOIE	HAUTEUR PERMISE
Au-dessous de 5 mètres......	la largeur de la voie
De 5 m. à 5 m. 99.................	8 mètres
De 6 m. à 6 m. 99.................	9 —
De 7 m. à 7 m. 99.................	11 —
De 8 m. à 8 m. 99.................	12 —
De 9 m. à 9 m. 99.................	13 —
De 10 m. à 10 m. 99.................	14 —
De 11 m. à 11 m. 99.................	15 —
De 12 m. à 12 m. 99.................	16 —
De 13 m. à 13 m. 99.................	17 —
De 14 m. à 14 m. 99.................	18 —
De 15 m. à 15 m. 99.................	19 —
De 16 m. à 16 m. 99.................	20 —
De 20 m. et au-dessus.............	21 —

2° Par une ligne droite partant du sommet de la verticale ci-dessus et formant avec l'horizon un angle de 35° ;

3° Par une ligne horizontale tracée à quatre mètres au-dessus du sommet de la verticale.

Toutefois, pour les voies de 20 mètres et au-dessus, l'angle pourra être porté de 35° à 70° jusqu'à 3 m. 50 en contre-haut du sommet de la verticale ; à partir de ce point, la pente sera telle que le faîtage ne puisse jamais dépasser 4 mètres au-dessus du sommet de la même verticale.

Art. 60. — *Combles.* — Lorsque la construction n'atteint pas le maximum réglementaire de hauteur, les combles peuvent dépasser les inclinaisons de 35° et 70°, sans qu'ils puissent excéder le gabarit déterminé par l'article précédent. Les combles des bâtiments sur cour devront être établis d'après les règles imposées pour les combles des bâtiments sur rue.

Art. 61. — *Souches de cheminées.* — Les souches de cheminées pourront dépasser la ligne horizonte du faîtage dans les conditions indiquées à l'article 118.

Art. 62. — *Hauteur des bâtiments dans les voies en pente.* — Lorsque la voie a une pente de moins de 15 centimètres pár mètre, la façade du bâtiment en bordure doit être divisée en sections, dont la longueur ne peut pour chacune dépasser 30 mètres. La hauteur est prise au milieu de chacune d'elle, sans que la partie la plus élevée de la façade puisse, sur rue, excéder de 2 mètres la hauteur prévue au présent règlement.

Si le constructeur établit plusieurs bâtiments distincts, la hauteur est mesurée séparément pour chacun d'eux, suivant les règles énoncées ci-dessus.

Dans les rues dont la déclivité atteindra ou dépassera 15 centimètres par mètre, la longueur des sections auxquelles s'applique la hauteur mesurée en leur point milieu sera réduite à 20 mètres, les autres prescriptions restant les mêmes.

ART. 63. — *Hauteur des bâtiments d'angle.* — Pour les bâtiments faisant angle de deux voies publiques de largeurs différentes, la hauteur déterminée d'après la largeur de la rue la plus large, sera autorisée en retour sur la rue la moins large, sur une longueur ne pouvant dépasser 25 mètres à partir de l'alignement de la rue la plus large.

Dans le cas où la construction sera implantée en retrait de l'alignement de la voie la plus large et de façon à ce que ce retrait présente une largeur minimum de 2 mètres, le retour sur la rue la moins large sera mesuré à partir de la parallèle menée à l'alignement de la rue la plus large par le point le plus en saillie de la façade en retrait.

Si le retrait minimum n'atteint pas 2 mètres, le retour sera mesuré à partir de l'alignement de la rue la plus large. Sur les retraits non inférieurs à 2 mètres, il pourra être élevé des constructions couvertes en terrasses mais ne dépassant pas 5 mètres 50 de hauteur au-dessus du niveau du trottoir, non compris une balustrade ajourée de 1 mètre de hauteur au plus.

ART. 64. — *Bâtiments sur des voies d'inégales largeurs ou de niveaux différents.* — Pour les bâtiments compris entre des voies d'inégales largeurs ou de niveaux différents, le gabarit de chacune des façades ne peut dépasser le gabarit fixé en raison de la largeur ou du niveau de la voie sur laquelle elle s'élève.

Toutefois, lorsque la plus grande distance entre deux voies publiques n'excède pas 20 mètres, la façade bordant la voie la moins large ou du niveau le plus bas peut être élevée à l'altitude fixée pour la voie la plus large ou du niveau le plus haut.

Mais, si l'immeuble était implanté en retrait de l'un ou des deux alignements à la fois, il devrait rester inscrit dans le gabarit-type défini au paragraphe précédent, gabarit se rapportant au mur de façade construit à l'alignement réglementaire des voies.

Dans le cas d'un immeuble à construire en bordure de l'une ou de l'autre des deux voies contiguës et de niveaux différents, on prendra, pour déterminer la hauteur maximum de l'immeuble, la somme des largeurs réglementaires des deux voies ; mais, s'il s'agit d'un immeuble à édifier en bordure de la voie la plus basse, la largeur à compter ne sera plus que celle de cette voie si la différence de niveaux des deux voies

Pierre Maleval
ARCHITECTE
Nice
6, Place de la Liberté

sur leurs axes, au droit du milieu de la façade projetée, dépasse la moitié de la hauteur maximum correspondant à la largeur de cette voie.

ART. 65. — *Bâtiments sur carrefours ; pans-coupés.* — Dans les carrefours, le gabarit est déterminé d'après l'espace resté libre normalement aux parties d'immeubles en façade sur lesdits carrefours et considéré comme largeur de voie publique, dans les conditions prévues aux articles qui précèdent.

Le supplément de hauteur n'est accordé que pour la longueur de la façade au-devant de laquelle l'espace libre dépasse la largeur réglementaire de la voie.

Pour les pans-coupés, la hauteur pourra être calculée comme pour les constructions sur carrefour à la condition que ces pans-coupés aient 5 mètres de longueur au minimum.

ART. 6. — *Construction en face du débouché d'une autre voie.* — Lorsqu'une construction à l'alignement de la voie publique se trouve être en face du débouché d'une autre voie, le gabarit de cette construction ne pourra dépasser celui fixé pour la rue en bordure de laquelle elle est située.

ART. 67. — *Bâtiments en contre-haut ou en contre-bas d'une voie.* — Pour tout bâtiment à construire aux abords d'un chemin et sur un terrain situé en contre-haut ou en contre-bas de ce chemin, les hauteurs réglementaires prévues au tableau de l'art. 59 seront mesurées de la façon suivante :

1° Bâtiment situé en contre-bas du chemin :

Si la façade est parallèle au chemin, la hauteur du mur de façade sera mesurée au milieu de celle-ci et à compter du niveau de l'axe du chemin ;

2° Bâtiment situé en contre-haut du chemin :

Si la façade est parallèle au chemin, la hauteur du mur de façade sera mesurée de même au milieu de celle-ci, mais à compter du terrain naturel sur lequel doit être implantée la construction.

Dans les deux cas, si la façade n'est pas parallèle au chemin, la hauteur réglementaire sera mesurée non plus sur le milieu de la façade, mais sur l'arête la plus rapprochée du chemin. Les gabarits résultant des hauteurs dont il vient d'être parlé ne seront applicables que sur une distance maximum de 40 mètres mesurée à partir du bord de la chaussée opposée au terrain sur lequel doit s'élever la construction.

Au-delà de chacune de ces deux zones de 40 mètres, situées de part et d'autre du chemin, les bâtiments ou parties de bâtiments seront réputés : « Construction en rase campagne ».

CONSTRUCTIONS EN RASE CAMPAGNE

ART. 68. — Pour toute construction édifiée en rase campagne sur un terrain non horizontal, la hauteur du mur de façade sera mesurée au point le plus élevé du terrain naturel sur lequel doit s'élever la construction.

Si, en un point quelconque de la construction, cette dernière vient, par suite de la déclivité du terrain naturel, à dépasser de 2 mètres la hauteur maximum de 21 mètres prévue par le règlement, le propriétaire devra joindre à sa demande d'autorisation l'engagement vis-à-vis de la Ville (enregistré et transcrit) de n'élever sur son terrain aucune autre construction, sur une zone de largeur minimum de 20 mètres, contiguë à son immeuble et l'entourant de toute part.

La construction d'annexes au bâtiment dépassant la hauteur maximum de 23 mètres, est autorisée sur la zone de 20 mètres primitivement frappée de servitude non *ædificandi*, à condition qu'il reste toujours entre les nouvelles façades et les limites des propriétés limithrophes une distance libre minimum de 20 mètres.

Si cette zone de 20 mètres ne peut être assurée sur toute la périphérie de la construction, aucun mur de façade ne pourra en aucun point excéder 23 mètres de hauteur.

En aucun cas et nulle part, les murs de façade ne pourront avoir plus de 25 mètres de hauteur.

ART. 69. — *Situation de chaque propriétaire*. — Chaque propriétaire en bordure de la rue ne peut considérer sa situation que par rapport à l'alignement opposé tel qu'il résulte du plan d'alignement approuvé.

ART. 70. — *Bâtiments en retrait*. — Lorsqu'un bâtiment sera construit en retrait de l'alignement réglementaire de la voie publique, la hauteur sera déterminée d'après la largeur minimum comprise entre la façade de ce bâtiment et l'alignement réglementaire opposé.

Si un bâtiment était construit partie à l'alignement et partie en retrait, la faculté ci-dessus serait limitée à la partie en retrait.

ART. 71. — Lorsque tous les propriétaires des terrains bordant le même côté d'une rue, et cela dans toute la partie comprise entre deux rues transversales, consentiront aux profits de la Ville une servitude non *ædificandi* sur une largeur uniforme d'au moins 2 mètres en arrière de l'alignement, et déclareront, en outre, consentir à ce que les immeubles à construire sur l'alignement opposé de la rue bénéficient de cet élargissement de la voie ; la hauteur de ces derniers immeubles sera déterminée par la largeur de la rue augmentée du retrait.

Dans les mêmes conditions que ci-dessus, si la servitude non *ædificandi* est consentie par les propriétaires sur chacun des deux côtés de la rue, la hauteur des immeubles bordant cette partie de rue sera déterminée par la largeur réglementaire de la rue augmentée des deux retraits. Ces retraits bénéficieraient des avantages stipulés au dernier paragraphe de l'art. 63.

ART. 72. — *Les fractions de mètre en retrait ne comptent pas*. — Les fractions de mètre dans les retraits ne comptent pas pour le calcul des hauteurs.

Art. 73. — Si le propriétaire ne profite pas de la faculté ci-dessus énoncée, quelle que soit la valeur du retrait, égal, inférieur ou supérieur à 2 mètres, il devra le clôturer par une murette de 0 m. 80 au plus surmontée d'une grille.

Art. 74. — *Avantages pour les parties des bâtiments construites en retrait.* — Les parties des bâtiments construites aux étages en retrait de l'alignement, peuvent être élevées dans les limites du gabarit permis pour la voie publique dont la largeur est égale à la distance qui sépare de l'alignement opposé la nouvelle façade ou partie de façade ainsi en retrait.

Art. 75. — *Motifs de décoration au-dessus des combles.* — Au-dessus des combles, il pourra être établi des tourelles campaniles et belvédères, formant motif et décorations, qui devront satisfaire aux conditions suivantes :

1° L'ensemble des largeurs de ces motifs de décoration ne devra pas dépasser le tiers de la longueur totale de la façade sur laquelle ils s'élèvent ;

2° Leur hauteur ne devra pas dépasser de plus de 5 mètres le niveau du faîtage réglementaire ;

3° La largeur de chacune des faces de chaque motif ne devra pas avoir plus de 6 mètres 50 cent., toutes saillies comprises ;

4° Il ne devra pas y avoir moins de 4 mètres de distance libre entre deux motifs d'une même façade ;

5° La partie de ces tourelles, campaniles et belvédères, située au-dessus du niveau du faîtage, ne pourra, en aucun cas, être affectée à l'habitation.

Art. 76. — *Immeubles compris entre deux immeubles dépassant la hauteur permise.* — Pour les terrains à bâtir et pour les constructions susceptibles d'être surélevées auxquelles sont accolés des deux côtés des immeubles dont la hauteur dépasse celle permise par le présent règlement, il sera toléré exceptionnellement une hauteur supérieure à la hauteur réglementaire, qui ne pourra dépasser ni la hauteur de l'immeuble adjacent le moins élevé, ni les limites suivantes :

13 mèt.	sur les rues de	8 mèt. à 8 m. 99 de largeur		
14 mèt.	— —	9 mèt. à 9 m. 99	—	
15 mèt.	— —	10 mèt. à 10 m. 99	—	
16 mèt.	— —	11 mèt. à 11 m. 99	—	
19 mèt.	— —	12 mèt. à 14 m. 99	—	

Cette tolérance ne sera applicable qu'aux terrains ou immeubles de 25 mètres au plus de longueur de façade.

S'il s'agit d'un terrain ou d'une construction d'angle, la tolérance ne sera applicable que si la longueur de chacune des deux façades, mesurée à partir de l'intersection des deux alignements approuvés, ne dépasse pas 25 mètres.

Il est bien entendu que la tolérance prévue ci-dessus ne s'applique qu'aux bâtiments situés sur rues.

Les autres prescriptions du règlement restent toujours rigoureusement applicables.

ART. 77. — *Immeubles dépassant la hauteur réglementaire.* — Tout immeuble dépassant la hauteur réglementaire et qui serait démoli en tout ou en partie ne pourra en aucun cas être reconstruit avec une hauteur supérieure à la hauteur réglementaire.

ART. 78. — Les hauteurs des corniches et faîtes sur cours et courettes ne pourront être supérieurs aux hauteurs permises sur rues. Toutefois, si la largeur de la cour est supérieure à celle de la rue où est en bordure l'immeuble, la hauteur des corniches sur cette cour pourra atteindre la hauteur des corniches autorisées sur les rues ayant la même largeur que la cour. Mais le faîtage devra rester tel qu'il est déterminé par la largeur de la rue.

ART. 79. — *Hauteurs des bâtiments sur voies privées.* — La hauteur des bâtiments construits sur les voies privées sera déterminée d'après les mêmes règles que pour les voies publiques, en prenant pour base la largeur effective de ces voies privées.

ART. 80. — *Édifices publics.* — Les dispositions concernant la hauteur des bâtiments et les saillies sur rue ne sont pas applicables aux édifices publics.

2° SAILLIES :

ART. 81. — *Gabarit des saillies.* — Il ne peut être établi, sur les murs de faces des constructions à l'alignement, aucune saillie sur la voie publique autre que celles autorisées par les dispositions qui suivent.

Ces saillies sont réglementées par deux gabarits dont d'un pour les saillies supérieures et l'autre pour les saillies inférieures.

ART. 82. — Toutes les saillies comptent à partir du nu du mur, c'est-à-dire à partir de l'alignement de la voie publique.

ART. 83. — *Saillies supérieures.* — Le gabarit des saillies supérieures commence à 4 mètres au-dessus du sol, pour les rues de 20 mètres de largeur et au-dessus, et à 6 mètres pour les rues de largeurs inférieures à 20 mètres.

Sur les pans-coupés, les saillies bow-windows pourront commencer à 4 mètres de hauteur au-dessus du sol si le prospect est d'au moins 20 mètres au-devant de ces pans-coupés.

Ce gabarit est constitué par une ligne parallèle au gabarit de la construction proprement dite et situé à une distance variable suivant le tableau ci-après :

Pour les rues de	La saillie permise est de :
Moins de 5 mèt....................................	0 m. 25
5 m. à 7 m. 99....................................	0 m. 40
8 m. à 9 m. 99....................................	0 m. 60
10 m. à 12 m. 99....................................	0 m. 60
13 m. à 13 m. 99....................................	0 m. 65
14 m. à 14 m. 99....................................	0 m. 90
15 m. à 15 m. 99....................................	0 m. 95
16 m. à 16 m. 99....................................	1 m. 00
17 m. à 17 m. 99....................................	1 m. 05
18 m. à 18 m. 99....................................	1 m. 10
19 m. à 19 m. 99....................................	1 m. 15
20 m. et au-dessus....................................	1 m. 20

Dans la partie de la façade à laquelle s'applique le gabarit ci-dessus pour les saillies, le nu à l'alignement doit toujours servir de fond à la décoration et occuper à chaque étage un dixième au moins de la surface de la façade de l'étage, déduction faite des baies.

Les objets d'ornementation des combles, tels que : crêtes, ajourées, galeries, attiques, etc., ainsi que les couronnements de lucarnes ne doivent pas dépasser une ligne tracée parallèlement au gabarit des combles et à une distance égale à la saillie tolérée pour la partie supérieure de la façade.

Sur les voies de 10 mètres de large et au-dessus, les lucarnes seules pourront avoir une saillie verticale de 1 mètre 60 cent. au-dessus du gabarit des combles ; et les motifs décoratifs ou couronnements des lucarnes ne pourront dépasser verticalement de plus de 40 cent. la hauteur de 1 mètre 60 cent. dont il est question ci-dessus.

Art. 84. — *Lucarnes, attiques, etc.* — La masse des lucarnes, attiques, etc., ne devra pas dépasser les 2/3 de la largeur de la façade.

Art. 85. — *Constructions en encorbellements.* — Dans les rues de 12 mètres de largeur et au-dessus seulement, il peut être établi sur la partie supérieure des façades des constructions formées en encorbellement (bow-window), dont les surfaces accumulées projetées sur un plan vertical parallèle à la façade ne peuvent en aucun cas être supérieures au tiers de la surface totale de la partie supérieure de ladite façade.

Pour les bâtiments ayant façade sur diverses rues, chaque façade est considérée isolément pour le calcul des longueurs permises aux constructions formées en encorbellement.

Chaque pan-coupé compte avec l'une des deux façades qu'il sépare au choix des constructeurs.

Art. 86. — Pour tout bâtiment construit en retrait de l'alignement réglementaire d'une voie, et dont la hauteur par le fait du retrait dépasse la hauteur permise par la largeur réglementaire de la voie, les constructions en encorbellement, saillies, etc., sont soumises aux mêmes règles que si le bâtiment était en bordure d'une rue.

Art. 87. — Latéralement et à l'extrémité des bâtiments, les saillies des constructions formées en encorbellement (bow-window) seront limitées par un plan vertical incliné à 45° sur le plan d'alignement et passant à 50 centimètres de la ligne séparative, sur le plan d'alignement.

Art. 88. — *Saillies inférieures.* — Les saillies permises dans la partie inférieure des façades, telle qu'elle est définie à l'article 81, sont les suivantes :

Pour les voies de moins de 5 mètres et jusqu'à 9 m. 99.. 0 m. 08
Pour les voies de 10 mètres à 11 m. 99.................... 0 m. 12
Pour les voies de 12 mètres et au-dessus................. 0 m. 20

Art. 89. — *Entrées principales.* — Par dérogation aux dispositions qui précèdent, la décoration des entrées principales d'un bâtiment peut descendre jusqu'à 2 mètres 50 au-dessus du trottoir, avec une saillie égale à deux fois celle qui est permise pour cette partie inférieure, et, pour les voies de 20 mètres de largeur et au-dessus, cette décoration peut descendre jusqu'au niveau du trottoir.

Art. 90. — *Interdiction de surélever les gabarits.* — Il est interdit de surélever de quelque manière que ce soit, par des enseignes, affiches, réclames ou autres, un point quelconque du gabarit réglementaire des saillies.

Art. 91. — *Saillies sur cour.* — Les saillies sur cour ne pourront être supérieures à celles qui sont autorisées sur rues.

Art. 92. — *Obligations d'enduire et de blanchir toutes faces du mur.* — Toutes les faces de murs, pignons, cloisons, etc., intérieures ou extérieures, devront être enduites et blanchies.

CHAPITRE VI

VUES DIRECTES. — COURS ET COURETTES

Art. 93. — *Vues directes.* — Par vue directe, on entend la distance horizontale comprise entre le nu extérieur du mur de façade de la construction et le nu du mur opposé.

Les prescriptions qui concernent les vues directes n'ont pas pour but, non pas, comme les prescriptions du Code civil, de régler des rapports de voisinage, mais d'assurer à toute habitation l'air et la lumière qui sont nécessaires à la salubrité.

La vue directe est mesurée suivant une ligne horizontale

perpendiculaire à l'alignement général de la façade dans laquelle la baie est ouverte.

La vue directe devra s'éteindre sur une largeur d'au moins 2 mètres pour la cuisine et de 4 mètres pour les autres pièces habitables. Si une pièce habitable est éclairée par plusieurs baies, il suffira, pour que le règlement ait satisfaction, que les conditions requises de surface et de vues directes soient réalisées par une seule.

ART. 94. — *Vues directes sur voies privées.* — Pour les bâtiments à construire sur les voies privées, le minimum de vues directes des pièces habitables de jour ou de nuit devra être de 6 mètres.

ART. 95. — *Les prescriptions de surface et de vues directes sur cour doivent être cumulées.* — Pour les cours desservant les pièces habitables et pour celles ne desservant que des cuisines, l'ensemble des deux prescriptions de surfaces et de vues directes énoncées aux articles suivants est toujours exigible.

ART. 96. — *Cour enclavées.* — Les cours enclavées entre divers immeubles appartenant au même propriétaire, sur lesquelles prennent air et jour des pièces pouvant servir à l'habitation de jour ou de nuit, doivent avoir une surface qui croîtra avec les hauteurs de ces immeubles.

Les vues directes doivent croître également avec ces hauteurs, le tout suivant les indications ci-après :

HAUTEURS SUR COURS	SURFACE DES COURS	VUES DIRECTES
Au-dessous de 10 mètres.....	23.33...............	3.33
De 10 mètres à 11 m. 99......	26.66...............	3.66
Dè 12 mètres.... de hauteurs	30.00...............	4.00
De 13 —	33.33...............	4.33
Dè 14 —	36.66...............	4.66
De 15 —	40.00...............	5.00
De 16 —	43.33...............	5.33
De 17 —	46.66...............	5.66
De 18 —	50.00...............	6.00
De 19 —	53.33...............	6.33
De 20 —	56.66...............	6.66
De 21 —	60.00...............	7.00

ART. 98. — *Espace libre débouchant sur une voie.* — Tout espace libre, qui débouchera directement sur une voie ou qui n'en est séparé que par une clôture débouchera directement sur une voie ou qui n'en est séparé que par une clôture, sera considéré comme une voie pour la détermination de la hauteur des immeubles qui peuvent y être élevés en bordure.

ART. 99. — *Cour contiguë à un fond voisin.* — Pour les pièces d'habitation de jour ou de nuit, prenant air et jour sur les cours contiguës à des fonds voisins, la vue directe minima sera, quelle que soit la hauteur de l'immeuble à construire, de 5 mètres nets devant le mur séparatif, et la surface de ces cours ne pourra être inférieure à 40 mètres.

Lorsque, au-devant du mur séparatif, ne prendront jour et air que des cuisines, escaliers, salles de bains et autres pièces non destinées à l'habitation, les vues directes pourront être réduites à 3 m. 50 et la surface de la cour à 25 mètres.

ART. 100. — *Les cours doivent être d'un seul tenant.* — Les surfaces réglementaires ci-dessus fixées, tant pour les cours enclavées entre immeubles d'un même propriétaire ou pour celles contiguës aux propriétés voisines, devront toujours être d'un seul tenant.

ART. 101. — *Cours n'éclairant que des cuisines.* — Les cours qui n'éclairent, comme pièces habitables, que des cuisines devront satisfaire aux conditions suivantes :

HAUTEURS SUR COURS	Surf. minima des cours	Vues directes minima
Au-dessous de 10 m. de hauteur	11.68	2.00
De 10 m. à 11 m. 99.............	13.34	2.50
Pour 12 mètres.................	15.00	2.66
Pour 13 mètres.................	16.66	2.82
Pour 14 mètres.................	18.33	2.98
Pour 15 mètres.................	20.00	3.14
Pour 16 mètres.................	21.66	3.30
Pour 17 mètres.................	23.33	3.46
Pour 18 mètres.................	25.00	3.02
Pour 19 mètres.................	26.66	3.78
Pour 20 mètres.................	28.33	3.94
Pour 21 mètres.................	30.00	4.10

Les bâtiments ou parties de bâtiments sur cour, construits, aux étages, en arrière du rez-de-chaussée, peuvent être élevés dans les limites du gabarit permis pour les bâtiments ou parties de bâtiments en bordure de cour, ayant une surface et une vue directe équivalentes à celles qui résultent de la retraite des constructions de la retraite des constructions ds différents étages.

ART. 102. — *Courettes.* — Les cours, dites courettes, c'est-à-dire qui sont constituées par des espaces libres enclavées à l'intérieur des constructions, fermées ou pouvant être fermées par le voisin, et sur lesquelles sont exclusivement aérées des pièces ne servant pas à l'habitation, telles que closets, cabinets de toilette, salles de bains, couloirs, dégagement, escaliers, pourront avoir une surface minima de 6 mètres pour une hauteur ne dépassant pas 12 mètres, et 8 mètres pour les hauteurs plus grandes.

La surface de la courette pourra être réduite à 4 mètres dans le premier cas et à 6 mètres dans le second, si elle possède dans le bas une ouverture d'aération égale au tiers de la surface.

Les vues directes minima seront de 1 m. 50 pour les hauteurs inférieures à 12 mètres et de 2 mètres pour les hauteurs supérieures.

Les murs des courettes seront enduits et blanchis. Les angles seront arrondis avec un rayon de 0.25. Il n'y aura ni saillie, ni moulure sur les murs.

ART. 103. — *La hauteur des bâtiments sur cour est mesurée à partir de leur sol.* — Pour la détermination des surfaces de cours et courettes et des distances de vues directes, la hauteur des bâtiments sur ces cours et courettes sera mesurée à partir du niveau de leur sol, naturel ou exhaussé, sans tenir compte du niveau de la voie publique.

ART. 104. — *Sol des cours.* — Le sol des cours et courettes sera toujours dressé et entretenu de manière qu'il ne s'y forme ni trou ni cloaque. Le niveau du sol, au point le plus bas, devra toujours être situé à 15 centimètres au moins au-dessus de la clef de voûte de l'égout qui dessert l'immeuble.

ART. 105. — *Hauteur des bâtiments sur cours dépassant 16 mètres.* — Quand la hauteur des bâtiments sur cours atteindra ou dépassera 16 mètres, des dispositions seront prises pour assurer la ventilation de la partie inférieure de la cour et y éviter toute stagnation d'air.

ART. 106. — *Interdiction des constructions en encorbellement sur cour.* — Les chiffres indiqués de surface et de vues directes sur cours, étant des minima, aucune des constructions fermées en encorbellement ne pourra être établie du côté de ces cours, à moins que la façade sur laquelle elle doit être élevée, ait été reculée d'une distance égale à la saillie de l'encorbellement.

Les petits balcons isolés, ne dépassant pas 0 m. 80 de saillie, entourés d'un garde-corps à claire-voie, peuvent être autorisés.

ART. 107. — *Maisons basses dégagées sur toutes leurs faces.* — Lorsqu'un immeuble, à construire en façade d'une rue n'excédant pas 10 mètres de hauteur, sera entièrement dégagé dans toute l'étendue des autres faces, sur une distance nette d'au moins 3 mètres, les pièces habitables de jour et de nuit pourront prendre vue sur un espace libre de 3 mètres.

ART. 108. — *Espaces libres autour d'un immeuble.* — La hauteur de tout immeuble enclavé, non situé en bordure de voie, sera déterminée par la plus grande largeur d'espace libre laissé autour de l'immeuble, largeur considérée par assimilation comme largeur de voie, à la condition que ces espaces libres soient frappés, au profit de la Ville, d'une servitude non *ædificandi*.

Si l'immeuble comporte un ou des avant-corps, la largeur disponible sera comptée à partir du nu du mur de l'avant-corps le plus saillant.

ART. 109. — *Combles vitrés sur cours et courettes.* — Il est interdit d'établir des combles vitrés dans les cours et courettes, au-dessus des parties sur lesquelles sont aérées et éclairées, soit des pièces pouvant servir à l'habitation, soit des cuisines, soit des cabinets d'aisances, à moins qu'ils ne soient munis d'un châssis ventilateur à faces verticales d'au moins 0 m. 40 de hauteur, et dont le vide permanent aura au moins le tiers de la surface de la cour ou courette. En même temps, il sera établi, à la partie inférieure, des orifices amenant l'air extérieur au moyen de gaines ayant 8 dmq de surface.

Lorsque les cours couvertes auront une surface d'au moins 60 mètres, les surfaces verticales des châssis ventilateurs pourront avoir le cinquième de la surface de la cour, au lieu du tiers, et les gaines de ventilation ne seront pas exigées.

Art. 110. — *Cours communes.* — Lorsque des propriétaires limitrophes voudront établir, entre leurs propriétés, des cours communes, ils pourront le faire aux conditions suivantes :

1° Ils devront, par acte notarié ou par acte sous-seing privé, enregistré et transcrit au Bureau des hypothèques, prendre, envers la Ville de Nice, l'engagement de maintenir à perpétuité ces cours communes et ne jamais y élever des constructions nouvelles susceptibles de diminuer les surfaces et les vues réglementaires ;

2° Ces cours communes devront être établies conformément aux prescriptions des articles 96 et 101, qui règlent les surfaces et les vues directes, par rapport aux hauteurs des immeubles à élever en bordure de ces cours. Par conséquent, la vue directe de 5 mètres, prévue par l'art. 99 pour les bâtiments construits au-devant des propriétés voisines, n'est plus, dans ce cas, applicable ;

3° Dans ces cours communes, les murs séparatifs auront une hauteur maxima de 1 mètre et pourront être surmontée d'une grille.

L'espace compris entre deux villas peut être considéré comme cour et les propriétaires limitrophes peuvent, aux mêmes conditions, le transformer en cours communes.

L'entente entre les propriétaires dans les conditions ci-dessus n'est pas admise pour les petites immeubles isolés sur toutes leurs faces, dont il est question à l'art. 106. La vue directe minima de 3 mètres sera toujours exigée pour chacun de ces immeubles.

CHAPITRE VII

ESCALIERS

Art. 111. — *Cages d'escaliers sur cours.* — Les cages d'escaliers peuvent sortir des limites des gabarits ci-dessus fixées et cela jusqu'au niveau du plafond du dernier étage desservi par ces escaliers.

Art. 112. — *Elles doivent être aérées et éclairées.* — Les cages d'escaliers seront aérées et éclairées dans toutes leurs parties. Lorsqu'elles auront vue sur rue, cour ou courette, les fenêtres seront munies d'appareils assurant le renouvellement constant de l'air de l'escalier.

Lorsque la cage sera éclairée par un châssis vitré, ce dernier sera surélevé par rapport aux toits contigus, de manière à laisser une section libre égale au moins au tiers de la surface de la cage d'escalier et donnant directement accès à l'air libre.

CHAPITRE VIII

LOGES DE CONCIERGES

Art. 113. — *Surface.* — Toute loge de concierge sise au rez-de-chaussée, à l'entresol ou au premier étage, aura une surface de 12 mètres carrés au moins si elle sert à l'habitation de nuit.

Art. 114. — *Loges établies dans les cours.* — Lorsque les loges de concierges seront établies dans les cours, on se conformera aux prescriptions relatives aux locaux d'habitation. Les surfaces occupées par ces loges n'entreront pas en ligne de compte dans le chiffre de surfaces réglementaires des cours.

CHAPITRE IX

CHAUFFAGE. — VENTILATION. — ÉCLAIRAGE

Art. 115. — *Cuisines en sous-sol.* — Les cuisines situées au sous-sol, aérées et éclairées sur une cour, doivent être munies, en plus du tuyau de cheminée réglementaire, d'une gaîne de ventilation d'une section minima de 4 décimètres carrés et montant à 1 mètre au-dessus de la partie la plus élevée de la construction, ou bien de toute autre dispositif assurant une ventilation équivalente. La cheminée de ventilation sera, autant que possible, contiguë au tuyau de fumée.

Art. 116. — *Hottes sur fourneaux.* — Les fourneaux de cuisine fixes ou mobiles, de quelque nature qu'ils soient, seront surmontés d'une hotte et raccordés à une gaîne spéciale d'évacuation de la fumée ou des gaz provenant de la combustion.

Ces conduites, de même que celles qui desservent un foyer quelconque, ne devront avoir aucune communication entre elles et ne permettre aucun dégagement de gaz ou de fumée à travers leurs parois.

Art. 117. — *Clefs.* — L'installation des clefs destinées à régler le tirage des conduites de fumée ne devra jamais permettre de les fermer complètement.

Art. 118. — *Travaux de fumée traversant les chambres.* — Aucune chambre à coucher ne pourra être traversée par un tuyau de fumée en métal.

Art. 119. — *Souches de cheminées.* — Les souches de cheminées ne peuvent monter à moins de 20 centimètres au-dessus du faîte, et leur parement vertical antérieur ne peut se trouver à moins de 1 mètre 50 cent. en arrière de l'alignement.

Art. 120. — *Conduites de fumée.* — Les conduites de fumée desservant les foyers ordinaires de ménage, ne devront pas avoir moins de 4 décimètres carrés de section intérieure.

Les conduites de fumée des foyers autres que les foyers ordinaires devront, autant que possible, être à l'extérieur. Mais, s'ils traversent des locaux habités, toutes précautions utiles seront prises dans leur construction pour éviter de nuire à la santé des habitants.

Art. 121. — *Incommodités provenant des cheminées.* — Toutes les fois qu'il aura été constaté qu'une cheminée se trouve dans des conditions telles qu'il y a incommodité pour le voisinage, le propriétaire sera tenu, sur l'injonction qui lui en sera faite par l'Administration municipale, de faire exécuter les réparations jugées nécessaires pour faire cesser toute incommodité.

Art. 122. — *Interdiction de faire déboucher sur la voie publique des tuyaux de fumée ou d'échappement.* — Il est expressément interdit d'appliquer sur le parement extérieur du mur de face, ou de faire déboucher sur la voie publique des gaînes ou tuyaux de cheminées d'échappement de vapeurs, de gaz ou de liquides provenant de moteurs ou autres.

Art. 123. — Aucun tuyau de poêle ou d'échappement quelconque de vapeurs ou de gaz ne pourra déboucher dans l'intérieur de la maison ni dans les cours et courettes.

Art. 124. — *Prises d'air des calorifères.* — Les prises d'air des calorifères ne pourront se faire qu'à l'extérieur.

CHAPITRE X

ENTRETIEN DES CONSTRUCTIONS

ART. 125. — *Entretien des constructions.* — Les façades des maisons sur rues et sur cours, les courettes, les pignons et clôtures, ainsi que les allées, les cages d'escaliers, couloirs, vestibules et autres pièces à usage commun, seront tenues constamment en bon état de propreté et d'entretien. Ils seront, suivant leur nature, nettoyés, brossés, repeints ou badigeonnés au moins une fois tous les 10 ans, et plus souvent si l'Administration municipale le juge nécessaire.

Les grillages et couvertures vitrées posées sur les cours ou courettes, les abris protégeant les balcons, les saillies quelconques, seront maintenus en constant état de propreté.

ART. 126. — *Ramonage des cheminées.* — Les tuyaux de fumée seront ramonés au moins une fois chaque année.

ART. 127. — *Interdiction du nettoyage à sec.* — Le nettoyage à sec des façades est interdit sur rues comme sur cours.

TITRE III

De l'alimentation et de l'évacuation des eaux

CHAPITRE I

ALIMENTATION EN EAU POTABLE

ART. 128. — *Eau potable dans les immeubles.* — Toute habitation en bordure d'une voie parcourue par une canalisation d'eau potable y sera reliée par un branchement spécial, à moins qu'il ne soit justifié que l'immeuble possède en quantité suffisante de l'eau pure pouvant sans inconvénient être affectée pour l'alimentation.

ART. 129. — *Double canalisation.* — Dans le cas où l'immeuble serait desservi, en outre, par une canalisation d'eau destinée au lavage et aux usages industriels, cette dernière devra être signalée par une couche de peinture de couleur rouge, et il ne devra exister aucune communication entre les deux réseaux.

ART. 130. — *Distribution de l'eau potable.* — Sauf le cas de force majeure, l'usage de l'eau potable sera laissé à la libre disposition des habitants de l'immeuble, dans la limite des conventions passées avec la Compagnie concessionnaire.

Art. 131. — Un poste d'eau sera obligatoire sur chaque palier où se trouvent des cabinets d'aisance communs à plusieurs locataires.

Aucun robinet de puisage pour l'eau potable ne sera disposé dans les cabinets d'aisance.

Art. 132. — Il ne pourra être établi d'appareils de puisage ou de prises d'eau qu'au-dessus d'un orifice d'évacuation relié à la canalisation d'écoulement.

Cet orifice d'évacuation sera fermé par un siphon.

Des précautions seront prises aux abords pour protéger les murs et planchers contre l'humidité.

Art. 133. — *Réservoirs.* — En principe, les robinets de puisage pour l'eau potable seront directement desservis par des conduites branchées sur les canalisations publiques.

Dans le cas où l'alimentation de ces robinets serait faite par l'intermédiaire de réservoirs, ceux-ci auront leurs parois formées de matières inaltérables. Le plomb en sera exclu.

Ils seront hermétiquement clos à leur partie supérieure ; néanmoins, l'aération en sera assurée.

Le fond sera muni d'un robinet de vidange.

Ils seront, autant que possible, soustraits au rayonnement solaire et éloignés des conduites d'évacuation des eaux ménagères et des matières usées, ainsi que des tuyaux d'évent.

Ils seront tenus en état constant de propreté. Il sera procédé à leur nettoyage deux fois par an et à leur désinfection sur l'injonction du maire.

Art. 134. — *Eau de puits.* — L'emploi de l'eau de puits ou de sources privées pour l'alimentation est soumis aux règles suivantes :

1° Le propriétaire est tenu de déclarer au maire que son immeuble est desservi par des puits ou sources dont il indiquera l'emplacement ;

2° L'autorisation de livrer ces eaux à l'alimentation ne sera délivrée qu'après avis favorable du Bureau d'hygiène ;

3° Le Bureau d'hygiène aura, en tout temps, le droit de renouveler ces recherches ;

4° Si ces études démontraient l'insalubrité de l'eau ainsi livrée ; il serait interdit de l'employer pour l'alimentation et les usages de la cuisine.

Art. 135. — *Eaux ne provenant pas des canalisations publiques.* — Lorsque, dans un immeuble, il sera distribué une autre eau que celle des canalisations publiques, le propriétaire aura à prendre les mesures nécessaires pour assurer la régularité de cette distribution en quantité suffisante, faute de quoi l'autorisation accordée sera rapportée.

Art. 136. — *Le locataire doit connaître la nature de l'eau distribuée dans l'immeuble qu'il habite.* — Tout propriétaire doit avertir son locataire de la nature de l'eau distribuée dans son immeuble.

Lorsque l'eau distribuée dans un immeuble ne sera pas

celle des canalisations publiques d'eau potable, un avis permanent très lisible sera affiché dans un point très apparent de l'immeuble et informera les habitants de la nature de l'eau distribuée.

ART. 137. — *Entretien des puits.* — Les puits seront tenus en état constant de propreté ; il sera, en outre, procédé à leur nettoyage et à leur désinfection sur injonction du maire. Le procédé de désinfection devra être agréé par le Bureau d'hygiène.

ART. 138. — *Construction des puits.* — Les parois des puits seront étanches. Ces puits seront fermés à leur orifice et protégés contre toute infiltration d'eaux superficielles par l'établissement d'une aire bétonnée, d'un rayon supérieur au diamètre du puits. Cette aire sera parfaitement raccordée à la margelle et légèrement inclinée vers l'extérieur. pour l'alimentation, les parois de la citerne et les tuyaux d'amenée seront imperméables. Des dispositions seront prises

ART. 139. — *Citernes.* — En cas d'usage d'eau de citerne pour que les premières eaux de pluie ne soient pas admises. Les règles énoncées pour la surveillance des puits aux articles qui précèdent sont applicables aux citernes. Celles-ci devront toujours être aérées.

ART. 140. — *Epuration des eaux de puits ou autres.* — Les propriétaires dont les immeubles ne pourraient être alimentés par les canalisations publiques d'eau potable et qui mettraient à la disposition des locataires ou habitants, soit de l'eau de puits, soit de l'eau d'une autre origine, ne pourront livrer ces eaux qu'après les avoir épurées.

Le procédé d'épuration reste à leur choix, mais il devra être agréé par le directeur du Bureau d'hygiène.

Le Service d'hygiène pourra s'assurer, en tout temps, que les appareils d'épuration fonctionnent bien et prescrire les mesures nécessaires pour assurer une épuration convenable.

CHAPITRE II

ÉCOULEMENT DES EAUX PLUVIALES

ART. 141. —. *Ecoulement des eaux.* — Les couvertures des bâtiments destinés à l'habitation seront faites en matériaux imperméables.

Des chenaux et gouttières étanches de dimensions appropriées recevront les eaux pluviales à la partie basse des couvertures, de manière à les diriger rapidement, sans stagnation, vers les orifices des tuyaux de descente.

ART. 142. — Dans les voies non munies de canalisations propres à recevoir les eaux pluviales, les tuyaux de descente aboutiront librement dans le caniveau par des gargouilles sous trottoir.

ART. 143. — Dans les voies munies de canalisations propres à recevoir les eaux pluviales et désignées par des arrêtés municipaux, ces eaux pourront être conduites au caniveau, comme il est dit ci-dessus, ou bien les tuyaux de descente aboutiront à ces canalisations, mais ils seront munis à leur pied d'une occlusion hermétique, permanente et visitable.

ART. 144. — *Entrées d'eau.* — Dans les cours et courettes, les entrées d'eau seront munies d'une occlusion hermétique et permanente et raccordées sur les conduites d'évacuation.

ART. 145. — *Interdiction de projeter des eaux usées dans les conduites d'eaux pluviales.* — Il est interdit de projeter des eaux usées de quelque nature qu'elles soient, ménagères ou autres, dans les chenaux et gouttières et dans les tuyaux d'évacuation des eaux pluviales.

CHAPITRE III

ÉVACUATION DES EAUX USÉES

ART. 146. — *Construction des closets.* — Les cuvettes des water-closets et les urinoirs devront être construits en matériaux imperméables, pourvus d'effets d'eau suffisants ou entretenus et désinfectés par tout autre moyen équivalent. Des dispositions seront prises pour assurer le lavage complet des appareils et l'entraînement des matières.

ART. 147. — *Occlusions hermétiques.* — Tous les orifices de décharge des eaux devront être pourvus chacun d'une occlusion hermétique et permanente placée avant le raccordement sur le tuyau de descente ou la conduite d'évacuation. Cette fermeture sera munie d'une prise d'air, en assurant la ventilation automatique.

Art. 148. — *Chutes.* — Les chutes desservant les cabinets d'aisance et entraînant les eaux usées de toutes natures, seront entièrement distinctes des descentes pour les eaux pluviales. Elles aboutiront à une conduite d'évacuation.

Ces chutes seront formées de tuyaux à joints hermétiques ; leur diamètre ne pourra être inférieur à 10 centimètres, ni supérieur à 15 centimètres.

Elles devront être étanches et prolongées de 1 mètre au moins au-dessus du toit. Elles ne. devront jamais déboucher, soit au-dessous, soit à proximité des fenêtres ou des réservoirs d'eau. Les tuyaux devront être apparents dans toute leur hauteur.

Art. 149. — *Chambre de visite.* — Les tuyaux de descente des eaux usées de toute nature aboutiront à une chambre de visite, munie d'un tampon-regard, et dans laquelle ils se raccordement d'une manière parfaite, sans possibilité de stagnation quelconque, avec la conduite d'évacuation à l'égout public.

Cette chambre de visite sera munie d'une prise d'air à fermeture automatique, permettant seulement l'afflux de l'air extérieur.

Art. 150. — *Siphon de pied.* — La chambre de visite sera reliée à l'égout public par une conduite qui, au sortir de la chambre, sera munie d'un appareil de fermeture hermétique et permanente, avec dispositif de dégorgement.

Art. 151. — *Ventilation de l'égout public.* — Au delà de cet appareil, cette conduite d'évacuation sera munie d'une canalisation étanche destinée à la ventilation de l'égout public et se continuant jusqu'à un mètre au moins au-dessus du toit. Ce tuyau de ventilation sera établi de façon à ne jamais déboucher, soit au-dessus, soit à proximité des fenêtres ou des réservoirs d'eau. Son diamètre ne sera jamais inférieur à 10 centimètres.

Art. 152. — *Raccords.* — Les raccordements des diverses canalisations entre elles se feront par des courbes d'un rayon minimum de 50 centimètres, ou par des parties obliques formant, avec le prolongement de la conduite, un angle de 45°.

Les raccordements entre tuyaux de différents diamètres devront être exécutés au moyen des pièces coniques, droits ou courbes, suivant le cas.

Dans les conduites horizontales, il sera établi un regard à chaque changement de direction. Ce regard sera fermé au moyen d'un tampon hydraulique.

Art. 153. — *Interdictions.* — Les interdictions prévues aux paragraphes 2 et 3 de l'art. 8 s'appliquent aux canalisations privées.

Art. 154. — *Travaux de drainage.* — Les travaux de drainage de la maison seront exécutés par le propriétaire jusqu'au ras du mur bordant la voie publique. A partir de ce point jusqu'à l'égout, ils ne pourront être exécutés que sous la surveillance des agents municipaux. Aucun travail de branchement d'égout sous la voie publique ne pourra être commencé sans avis préalable du propriétaire, donné 48 heures à l'avance, au Service de l'assainissement.

ART. 155. — *Entretien des branchements.* — L'entretien des branchements et de leurs accessoires sous la voie publique reste à la charge du propriétaire, quelle que soit l'époque de leur établissement.

Les propriétaires devront tenir constamment les branchements en parfait été de propreté et de bon fonctionnement.

ART. 156. — *Maisons anciennes.* — Dans les maisons construites avant la publication du « Règlement Sanitaire », les descentes d'eaux ménagères et les tuyaux de chutes existants pourront être maintenus, s'ils sont étanches, en bon état et munis de tous les moyens d'interception nécessaires entre l'atmosphère de l'habitation et l'atmosphère de la canalisation.

Le déversement des eaux usées dans les conduites d'eaux pluviales demeure interdit.

CHAPITRE IV

FOSSES FIXES OU MOBILES. — POLICE DES VIDANGES

1° ÉTABLISSEMENT DES FOSSES :

ART. 157. — *Leur autorisation est une exception.* — Il ne pourra être établi ou conservé de fosses fixes ou de tinettes mobiles qu'à titre provisoire et seulement dans des cas à déterminer par l'Administration.

ART. 158. — *Elles seront étanches.* — Toute fosse fixe devra être établie dans des conditions d'étanchéité absolue et conformément aux dispositions légales.

ART. 159. — *Fosses devenues inutiles.* — Les fosses, caveaux, etc., rendus inutiles par suite de l'application du déversement direct à l'égout, seront vidangés et désinfectés dans toutes leurs parties. Il en sera fait de même pour tous les tuyaux de chute ou de ventilation devenus inutiles.

ART. 160. — *Interdiction du déversoir.* — En aucun cas, une fosse d'aisance ne peut avoir de déversoir par canalisation ou autrement dans un égout.

Art. 161. — *Réparation immédiate d'une fosse non étanche.* — Toute fosse qui ne serait pas étanche ou qui serait reconnue défectueuse devra être immédiatement réparée par le propriétaire dans un délai qui sera fixé par l'Administration municipale. Ce délai expiré, si la fosse n'a pas été réparée, il y sera pourvu d'office par l'Administration municipale aux frais du propriétaire, sans préjudice de la contravention encourue.

Art. 162. — *Interdiction des puisards.* — L'établissement et l'usage de puisards absorbants sont interdits dans toute l'étendue de la commune.

2° VIDANGE DES FOSSES :

Art. 163. — *Obligation d'employer des appareils pneumatiques.* — La vidange des fosses d'aisance ne pourra être faite qu'au moyen d'appareils pneumatiques ou de tous autres appareils reconnus capables d'opérer sans odeur et sans bruit.

Art. 164. — *Vidange obligatoire avant tout déversement.* — La vidange de toute fosse ou de toute tinette est obligatoire avant que les matières contenues ne déversent.

Art. 165. — *Nettoyage des fosses.* — Après toute vidange les fosses seront lavées, nettoyées et désinfectées.

Art. 166. — *Visite des fosses.* — Les entrepreneurs ou ouvriers de vidanges devront procurer aux agents de l'Administration les moyens nécessaires pour descendre dans les fosses et se rendre compte de leur état. Le propriétaire devra fournir les mêmes facilités en ce qui le concerne.

Art. 167. — *Déclaration des vidanges.* — La vidange des fosses doit être précédée d'une déclaration faite par écrit au Bureau municipal d'Hygiène, au moins 24 heures à l'avance. Elle devra indiquer les noms du propriétaire et de l'entrepreneur qui fait la vidange, l'heure à laquelle aura lieu l'opération, le nom et le numéro de la rue et le point où seront transportées les matières extraites. Cette déclaration sera faite par l'entrepreneur chargé de la vidange.

Il est formellement interdit de procéder à la vidange avant ou après l'heure fixée.

Art. 168. — *Vidanges dans les points où les appareils pneumatiques ne peuvent pénétrer.* — Dans les points où les appareils pneumatiques ne pourraient pas arriver, le travail d'extraction des matières et la circulation des voitures de vidanges ne pourront commencer qu'à partir de 11 heures du soir en toute saison ; ils devront cesser au plus tard à 5 heures du matin du 1er avril au 30 septembre, et à 6 heures du matin du 1er octobre au 31 mars.

En dehors de l'agglomération, les opérations de vidanges, sans l'emploi d'appareils pneumatiques, s'effectueront aux mêmes heures de nuit que ci-dessus. Elles ne seront tolérées

à d'autres heures que pour les maisons isolées et pour les quartiers où ces opérations n'auraient pas d'inconvénients pour le voisinage.

Art. 169. — Les opérations de vidange pourront être interdites par simple mesure de police.

Art. 170. — *Désinfection des fosses.* — Il est expressément défendu à tout vidangeur de procéder à la vidange d'une fosse si les matières ne sont pas désinfectées.

Cette désinfection se fera suivant les instructions adoptées par le Conseil Supérieur d'Hygiène publique de France.

La désinfection des fosses devra être faite au moins 12 heures avant de commencer la vidange.

Art. 171. — *Toute vidange commencée doit être terminée.* — La vidange, une fois commencée, devra se continuer sans interruption jusqu'à ce que la fosse soit complètement vidée.

Art. 172. — *Précautions avant l'ouverture des fosses.* — On ne devra ouvrir aucune fosse sans prendre les précautions nécessaires pour prévenir les accidents qui pourraient résulter du dégagement ou de l'inflammation des gaz qui y seraient renfermés. Pendant le travail de vidange, les ouvertures des fosses devront être soigneusement couvertes.

Art. 173. — *Surveillance des fosses.* — Le vidangeur ou l'entrepreneur de vidange devra prévenir le Bureau d'Hygiène toutes les fois qu'il rencontrera dans la fosse un vice de construction et, notamment, lorsque l'étanchéité n'y sera plus assurée.

Art. 174. — *Précautions:* — Il est défendu de laisser répandre, si peu que ce soit, les matières extraites des fosses sur les voies publiques, les allées, cours, etc., ou dans les bouches d'égouts publics où privés.

Toute place qui se trouverait souillée de matières devra être immédiatement lavée et nettoyée par les ouvriers vidangeurs. Ceux-ci devront également laver les ustensiles ayant servi à la vidange.

Ils seront pourvus pour ces lavages de seaux ou récipients spéciaux.

Art. 175. — *Transport des matières.* — Les voitures de vidanges, une fois chargées, devront partir immédiatement et se rendre à leur destination par le chemin le plus direct, en évitant les promenades publiques ; elles ne pourront sous aucun prétexte, sauf le cas de force majeure, s'arrêter dans leur parcours.

Art. 176. — *Interdiction de déverser des matières ailleurs qu'aux points autorisés.* — Il est interdit de verser aucune partie de matières de vidange dans les égouts, ni sur aucun point du bord de la mer, des cours d'eau, torrents, ruisseaux, ou des voies publiques ou particulières.

Art. 177. — *Entretien du matériel de vidange.* — Les tonneaux ou tinettes à l'usage de la vidange devront être toujours entretenus en bon état et hermétiquement fermés, de manière à ce que les matières ne puissent s'écouler pendant le transport.

ART. 178. — *Déclaration des entrepreneurs.* — Nul ne pourra exercer une entreprise de vidange sous un titre quelconque dans la Ville de Nice sans en avoir fait la déclaration à la Mairie et justifier :

1° Qu'il possède un lieu de dépôt pour les matières extraites, régulièrement autorisé par le préfet ;

2° Qu'il est muni du matériel nécessaire pour la désinfection ;

3° Qu'il possède tout le matériel nécessaire pour effectuer le travail rapidement, et dans les conditions prescrites au présent Règlement.

ART. 179. — *Justification de la vidange.* — Tout propriétaire est tenu de justifier à la Mairie de la vidange des fosses de ses immeubles.

ART. 180. — *Obligation de la vidange.* — Pendant les mois de juin, juillet, août et septembre de chaque année, il est enjoint à tout propriétaire ou principal locataire de faire désinfecter les fosses d'aisance. Le procédé employé sera choisi par le propriétaire, mais devra être agréé par la Ville. Cette opération se fera en présence des agents du Bureau d'Hygiène.

CHAPITRE V

RUISSEAUX, TORRENTS, COURS D'EAU, RIVAGE DE MER

ART. 181. — *Canalisation des ruisseaux.* — A partir du point où cesse toute irrigation agricole, chaque ruisseau sera canalisé ; c'est-à-dire que les eaux seront reçues dans un canal dont le radier et les parois seront imperméables. Cette mesure sera prise par le propriétaire et à ses frais, conformément aux prescriptions de la loi du 8 avril 1898.

Art. 182. — *Interdiction d'y jeter des eaux usées.* — Il est absolument interdit dans toute l'étendue de la commune de déverser, même accidentellement, des eaux usées quelconques, dans les ruisseaux, cours d'eaux, torrents, etc., et sur le rivage de la mer.

Il est également interdit d'y jeter des débris de quelque nature qu'ils soient.

Art. 183. — *Interdiction d'y laver du linge.* — Dans l'intérieur du rayon de l'Octroi, sauf exceptions autorisées par l'Administration, il est interdit de faire servir les ruisseaux, torrents ou cours d'eau quelconques.

Art. 184. — *Interdiction d'irriguer avec des eaux souillées.* — Dans toute l'étendue de la commune, il est interdit d'irriguer avec des eaux ayant servi à des lavages ou avec des eaux souillées de toute autre manière, les herbes, légumes, fruits, etc., destinés à être consommés crus.

Disposition transitoire

Art. 185. — Le présent Règlement, n'ayant pas d'effet rétroactif, ne porte aucune atteinte aux droits acquis, soit à la Ville, soit aux tiers, pour toute réparation civile, en vertu du Règlement Sanitaire du 9 janvier 1909.

DEUXIÈME PARTIE

HYGIÈNE GÉNÉRALE

TITRE IV

De la Prophylaxie des Maladies transmissibles

CHAPITRE I

1° DÉCLARATION DES MALADIES :

ART. 186. — *Application de la loi du 15 février 1902. Obligation du Bureau d'hygiène.* — La déclaration des maladies visées par le décret du 10 février 1903 se fera conformément à l'arrêté ministériel du même jour et à l'art. 5 de la loi du 15 février 1902.

Toutes les déclarations adressées au maire de Nice seront immédiatement transmisses au Bureau municipal d'hygiène. Celui-ci fera de suite connaître aux familles les mesures d'hygiène prescrites, ainsi que les moyens mis à leur disposition pour les observer.

ART. 187. — *Obligations des directeurs d'hôpitaux.* — Les directeurs d'hôpitaux, cliniques, maisons de santé qui auraient dans leurs établissements des personnes atteintes de maladies sujettes à déclaration, sont tenus de faire connaître le précédent domicile du malade, la date de son arrivée dans l'établissement dont ils ont la responsabilité, le lieu où il a séjourné immédiatement avant son arrivée dans leur établissement et, dans le cas où il n'y serait plus soigné, le lieu sur lequel il a été dirigé.

Art. 188. — *Obligations des Services de police.* — Le Service de la police, les gardes-champêtres, feront connaître au Bureau d'hygiène les cas de maladies sujettes à déclaration qui auraient été dissimulés et qui viendraient à leur connaissance, de même que les malades qu'ils viendraient à découvrir et qui ne seraient visités par aucun médecin.

Pour chaque cas connu de maladie sujette à déclaration, le Bureau d'hygiène rendra compte au maire des mesures de préservation qu'il aura prises.

2° ISOLEMENT :

Art. 189. — *Isolement des malades.* — Tout individu atteint de l'une des maladies énoncées au décret du 10 février 1903 sera isolé dans son domicile, de telle sorte qu'il ne puisse propager cette maladie, soit par lui-même, soit par ceux qui sont appelés à le soigner. S'il habite un logement collectif, il sera immédiatement isolé des autres habitants du même établissement et placé dans un local absolument distinct ; autant que possible, les personnes qui lui donneront des soins n'auront aucune communication avec les autres habitants de l'établissement ou, au moins, ils ne rentreront dans les locaux communs qu'après avoir changé de vêtements et avoir soigneusement lavé leurs mains.

L'application des mesures d'isolement pourra être vérifiée par les agents du Bureau d'hygiène.

Dans le cas où le malade serait soigné dans un établissement hospitalier, il ne pourra sortir que muni d'un bulletin du médecin traitant, constatant que tout danger de contamination a disparu pour les personnes avec lesquelles il pourrait se trouver en contact. Si le malade quitte l'établissement dans lequel il est isolé, sans être muni de cette attestation, le directeur de l'établissement en avisera immédiatement le Bureau d'hygiène qui prendra les mesures nécessaires.

Art. 190. — *Interdiction de soigner des malades dans des locaux commerciaux.* — Dans aucun cas, les malades visés au décret du 10 février 1903 ne peuvent être soignés dans les locaux commerciaux, notamment dans ceux où se trouveraient déposées des substances alimentaires destinées à la vente.

Art. 191. — *Interdiction aux malades de circuler sur la voie publique et dans les voitures publiques.* — Il est interdit à toute personne soumise à l'isolement de circuler sur la voie publique et notamment de faire usage d'aucun moyen de transport public : fiacres, omnibus, tramways, etc. Il est interdit à tout cocher, conducteur, etc., de les recevoir.

En cas de contravention, la voiture sera immédiatement retirée de la circulation et désinfectée. Les frais de désinfection seront à la charge du contrevenant, sans préjudice de la contravention encourue.

3° TRANSPORT DES MALADES :

Art. 192. — Le transport des malades atteints des maladies énoncées au décret du 10 février 1903, doit être effectué par les voitures spéciales remisées à l'Hôpital civil ou par des entreprises privées ayant un matériel spécialement affecté à cet objet, accepté et contrôlé par l'Administration. La voiture dans laquelle a été transporté un de ces malades doit être désinfectée immédiatement après le transport.

Art. 193. — Les voitures de toute nature amenant des malades quelconques à l'Hôpital Civil ou dans tout hôpital, maison de santé, clinique, etc., devront entrer dans la cour intérieure de ces établissements. En ce point seulement, les malades seront descendus. Les dites voitures ne pourront repartir qu'après qu'il leur aura été délivré par le directeur de l'hôpital, sur la déclaration du médecin ou de l'interne de garde, un bulletin indiquant que le malade transporté n'est pas atteint de maladie contagieuse. Ce bulletin devra être remis par le conducteur de la voiture au concierge de l'établissement, qui le fera parvenir immédiatement au Bureau d'hygiène.

Art. 194. — *Désinfection des voitures.* — Si, par cas de force majeure, les règles relatives au transport d'un malade n'ont pu être observées, tout conducteur de voiture qui aura transporté des personnes atteintes de maladies contagieuses, devra faire soumettre sa voiture à une désinfection immédiate et complète par les soins et sous la surveillance des agents du Bureau d'hygiène.

Cette désinfection sera gratuite. Elle sera effectuée sur place, si le malade a été transporté à l'Hôpital civil.

Quand le malade aura été transporté dans un hôpital, hospice ou maison de santé dépourvus de moyens de désinfection suffisants, la voiture sera dirigée sur la station publique de désinfection pour y subir l'épuration nécessaire. Le numéro de la voiture sera, par la voie la plus rapide, transmis au Bureau d'hygiène qui s'assurera que la désinfection a été pratiquée.

En cas de contravention, le permis de circulation sera immédiatement retiré et ne sera rendu qu'après un délai déterminé par le maire.

Art. 195. — Quand le transport d'un malade donne lieu à la désinfection de la voiture, le cocher, en plus du prix qui lui est dû, est autorisé à percevoir le prix d'une heure.

4° DÉSINFECTION :

ART. 196. — *Service public de désinfection.* — En exécution de l'art. 7 de la loi du 15 février 1902, il est institué un Service municipal de désinfection, qui fonctionnera conformément au décret du 10 juillet 1906 et aux instructions du Conseil supérieur d'hygiène publique de France.

ART. 197. — *Les obligations.* — Le Service mettra à la disposition des personnes qui en auraient besoin les désinfectants, les sacs ou enveloppes qui pourraient être nécessaires.

ART. 198. — *Règles à suivre.* — Au cours des opérations de désinfection, les poussières, les linges sans valeur ou usés, les ouates salies ne pourront, sous aucun prétexte, être descendus sur la voie publique ; ils seront détruits par le feu dans l'appartement même.

ART. 199. — *Décès à la suite de maladie à déclaration facultative.* — A la suite de tout décès par maladie à déclaration facultative, les locaux d'habitation, le linge, les vêtements, la literie seront désinfectés.

ART. 200. — *Obligations des maîtres d'hôtels.* — Il est enjoint à tout propriétaire ou directeur d'hôtel, d'appartements ou de villas meublés, lorsqu'un décès se sera produit dans son établissement pour quelque cause que ce soit, de faire désinfecter la chambre ou l'appartement où il se sera produit. Cette désinfection sera pratiquée sitôt après l'enlèvement du corps de la personne décédée. Il est interdit de laisser occuper la chambre ou l'appartement avant la désinfection.

Cette opération aura lieu sous le contrôle du Service.

ART. 201. — *Désinfection annuelle des hôtels.* — Il est recommandé aux maîtres d'hôtel, aux propriétaires de villas et d'appartements meublés, de faire désinfecter les locaux d'habitation après chaque saison.

La liste des établissements, où cette précaution aura été prise, sera dressée par le Bureau d'hygiène qui la communiquera à toute demande.

Lorsque la désinfection aura été pratiquée par le Service public ou sous son contrôle, le Bureau d'hygiène en délivrera certificat.

ART. 202. — *Désinfection des effets avant qu'ils soient soumis au nettoyage.* — Les objets de literie, de lingerie, les vêtements, tentures, tapis, etc., provenant de personnes ayant été atteintes de maladies visées à la première partie du décret du 10 février 1903, devront être désinfectés par le Service public ou sous sa surveillance, avant d'être donnés, vendus ou livrés au blanchissage ou au nettoyage.

Il est interdit aux blanchisseurs et nettoyeurs de les recevoir avant désinfection.

Il est également interdit de porter ces objets dans un lavoir public ou privé ou de les laver au ruisseau avant qu'ils aient subi la désinfection prescrite.

Art. 203. — *Interdiction de vente d'effets d'occasion avant qu'ils aient été désinfectés.* — Il est interdit de vendre ou de mettre en vente des meubles, effets d'habillement, de lingerie, de literie d'occasion sans qu'ils aient été préalablement désinfectés par le Service ou sous son contrôle.

Art. 204. — *Moyens à employer.* — Pour toute désinfection, le directeur du Bureau d'hygiène déterminera les moyens à employer.

Art. 205. — *Désinfection à la suite de maladies transmissibles non déclarées.* — Quand la désinfection sera demandée pendant ou à la suite d'une maladie visée au décret du 10 février 1903, mais non déclarée, enquête sera faite et il sera procédé à la désinfection si les renseignements recueillis confirment ou rendent probable l'existence d'une de ces maladies.

Art. 206. — *Désinfection hors des cas prévus par la loi.* — Quand la désinfection sera demandée, en dehors des cas prévus par la loi, le directeur du Bureau d'hygiène décidera si le Service doit intervenir.

Art. 207. — *Obligations de l'industrie privée.* — Quand l'industrie privée exécutera une désinfection obligatoire, le chef d'industrie avisera, en temps utile, le Bureau d'hygiène pour qu'un agent de ce Bureau puisse assister à l'opération. En ce cas, l'heure de la désinfection devra toujours être agréée par le directeur du Bureau d'hygiène ou son représentant.

Art. 208. — *Taxes de remboursement.* — Les taxes de remboursement prévues à l'article 28 de la loi du 15 février 1902 seront établies et perçues selon les prescriptions du titre III du décret du 10 juillet 1096.

Art. 209. — *Désinfections visées par la loi.* — Les désinfections demandées en application de l'article du présent règlement donneront lieu à la perception d'une redevance par chambre ; les couloirs, cuisines, closets ne seront pas comptés.

Autres désinfections. — Les désinfections demandées en

vertu de l'art. 206 seront taxées au double du tarif des désinfections faites en application de la loi et sans maximum.

ART. 210. — Si le maire juge que, en dehors des cas de maladies énoncées au décret du 10 février 1903, la désinfection d'un immeuble ou d'objets mobiliers est nécessaire pour la préservation de la santé publique, cette désinfection sera gratuite.

5° VACCINATION :

ART. 211. — Le Service de la vaccine est organisé à Nice, suivant les prescriptions du décret du 27 juillet 1903.

ART. 212. — *Personnes soumises à l'obligation de la vaccine.* — Les listes des personnes soumises à la première vaccination sont établies :

1° Pour tous les enfants ayant plus de trois mois et moins d'un an le jour de la séance de vaccination, nés dans la commune, par les bureaux de l'état-civil ;

2° Pour les enfants du même âge, nés dans une autre localité et résidant dans la commune, par le Bureau d'assistance ;

3° Pour les enfants plus âgés qui n'auraient pu être vaccinés antérieurement pour une raison quelconque et pour ceux qui, antérieurement vaccinés, doivent subir une nouvelle vaccination, la première n'ayant pas été suivie de succès, par le Service de la vaccine.

La liste des personnes soumises à la première revaccination est dressée par le Bureau de l'Etat-Civil et par le Bureau de l'Instruction publique.

La liste des personnes soumises à la deuxième revaccination est dressée par le Bureau de l'Etat-Civil en s'aidant des listes de recrutement et de tous autres documents.

Chacun de ces Services aura le droit de consulter tous documents pouvant lui être utiles et appartenant à d'autres Services municipaux.

ART. 213. — L'omission sur la liste ne justifie personne de l'inobservation de la loi.

ART. 214. — *Certificats délivrés par le Service.* — Chaque personne vaccinée ou revaccinée recevra un certificat portant le résultat de l'opération.

Ce certificat devra être conservé par l'intéressé et présenté à toute réquisition de l'autorité. Toute personne qui ne pourra pas le représenter sera tenue de se soumettre à une nouvelle vaccination.

ART. 215. — *Personnel.* — Le personnel du Service de la vaccine comprendra :

1° Un médecin-vaccineur, chef de service ;

2° Médecins-adjoints ;

3° Un employé chargé des écritures pendant les opérations de vaccination et de la rédaction des certificats ; il contri-

ATELIERS

DE

Peinture Décorative

Fresque - Colle - Huile :: ::

Vitrerie d'Art et du Bâtiment

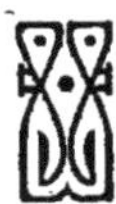

Maurice Debenedetti

ARTISTE PEINTRE

Ancien élève de l'Ecole d'Application de la Manufacture Nationale de Sèvres
Ex-Boursier de l'Académie des Beaux-Arts de Paris
Peintre de la Cour de Saxe-Cobourg Gotha

TRAVAUX EXÉCUTÉS :

Foyer de l'Opéra de Nice ;
Palais de la Jetée ;
Café Pomel ;
Château de Fabron ;
Grand Paris ;
Gare P.-L.-M. ;
etc.

Restauration complète
de la Salle de Spectacle
de l'Opéra de Nice
en collaboration avec M. COSTA

— NICE —

14, Rue Gubernatis, 14

TÉLÉPHONE : 33-08

buera également à la rédaction des listes et à la préparation des séances de vaccination et de revaccination.

ART. 216. — *Sanctions.* — A la fin de chaque période de vaccination ou de revaccination et après l'accomplissement des prescriptions de l'art. 11 du décret du 27 juillet 1903, le tableau des opérations sera dressé. Il portera, pour chaque individu, mention du résultat définitif de la vaccination ou de la revaccination, de la délivrance du certificat, ainsi que des dispenses accordées par le médecin-vaccinateur ; la liste des contraventions encourues sera adressée au commissaire central qui les poursuivra devant le tribunal compétent ; le jugement sera mentionné sur la liste en regard du nom de la personne qui l'aura encouru.

Après le jugement, le tableau complet des opérations avec tous les renseignements qu'il comporte et qui sont énoncés ci-dessus sera adressé au maire ; copie en sera transmise au préfet.

ART. 217. — *Gratuité des certificats.* — Dans les séances établies en conformité de l'art. 4 du décret du 27 juillet 1903, la délivrance des certificats de vaccination est gratuite.

6° MESURES DIVERSES DE PRÉSERVATION :

ART. 218. — *Matières de vidange ; leur emploi comme engrais.* — Il est interdit de jeter toute déjection ou excrétion ailleurs que dans les cabinets d'aisance.

Dans les habitations de campagne qui sont dépourvues de cabinets, ces matières seront enterrées.

ART. 219. — Il est interdit d'employer les matières de vidange comme engrais pour les plantes dont les fruits, feuilles, bourgeons, etc., poussant au ras du sol ou à une faible hauteur, sont destinés à être mangés crus.

ART. 220. — L'emploi comme engrais de matières de vidange ne sera fait sur aucune partie du territoire de la commune qu'après qu'elles auront été désinfectées.

Elles seront recueillies et transportées dans des récipients parfaitement clos jusqu'au terrain auquel elles sont destinées ; elles seront immédiatement répandues et recouvertes d'une couche de terre suffisante pour masquer l'odeur et les mettre à l'abri des mouches.

ART. 221. — *Interdiction de secouer des tapis sur rue ou dans les cages d'escaliers.* — Pour toutes les maisons pourvues de cours, courettes ou jardins, il est absolument interdit de secouer sur la rue ou dans la cage de l'escalier des tapis, torchons, linges quelconques, balais, plumeaux et, généralement, quelque objet que ce soit et à quelque heure que ce soit. Ce secouage pourra se faire sur cour ou jardin avant 9 heures du matin.

ART. 222. — *Dérogation à la règle précédente.* — Ces opérations de nettoyage pourront se faire sur rue seulement pour les maisons dépourvues de cours, de courettes ou de jardins, avant 8 heures du matin, du 1er octobre au 31 mars ; avant 7 heures, du 1er avril au 30 septembre.

ART. 223. — *Interdiction absolue s'il y a dans la maison un cas de maladie transmissible.* — Lorsqu'il y a dans un appartement un malade atteint d'une des maladies visées au décret du 10 février 1903, il est absolument interdit de secouer ou d'étendre des objets quelconques tant sur rue que sur cour, courette ou cage d'escalier et à quelque heure que ce soit.

ART. 224. — *Interdiction de battre les tapis dans l'intérieur de la ville.* — Il est interdit de battre les tapis, tentures, carpettes, rideaux, matelas, etc., dans l'intérieur de la ville, soit aux fenêtres ou balcons, soit dans les cours ou jardins. Le battage de ces objets ne pourra se pratiquer que hors la ville, dans des endroits désignés par l'Administration.

ART. 225. — *Interdiction de carder les matelas sur la voie publique.* — Il est interdit de carder des matelas sur la voie publique. Cette opération pourra être autorisée dans les cours après que les agents du Bureau d'Hygiène auront constaté que l'opération peut se faire sans inconvénients.

Les débris de laine, crin et autres ne devront jamais être balayés sur la voie publique ; ils seront recueillis dans les boîtes à ordures et recouverts de sciure humide.

ART. 226. — *Cardage des matelas.* — Le cardage des matelas, le battage des tapis et tentures, etc., se fera soit dans des ateliers spéciaux établis conformément aux règlements qui régissent les établissements classés, soit à l'air libre, sur des points déterminés par le maire.

ART. 227. — *Interdiction de cracher sur le sol.* — Il est interdit de cracher sur le parquet des voitures servant au transport en commun, tramways, omnibus, etc. Tout contrevenant qui, après avertissement, persisterait à souiller ainsi le plancher de la voiture en sera expulsé.

Il est également interdit de cracher sur le sol des gares de chemins de fer, musées, bibliothèques, théâtres, bureaux d'administration et généralement sur le sol de tout établissement ouvert au public.

Art. 228. — *Nettoyage des voitures*. — Les véhicules servant à un service public de transport seront tous les jours soigneusement nettoyés ; les coussins en seront baguettés et brossés.

Le permis de circulation serait retiré, jusqu'après nettoyage, à toute voiture qui ne serait pas conforme à cette prescription.

Art. 229. — *Transport du linge sale*. — Les voitures servant au transport du linge sale seront fermées sur tous les côtés par des parois solides ou des bâches imperméables. Le linge sera transporté du domicile à la voiture enveloppé d'une toile épaisse. Dans les lavoirs publics, les linges seront, avec les enveloppes qui les enferment, plongés dans un liquide et le triage ne sera fait qu'après cette immersion, les linges étant humides.

Art. 230. — *Animaux dans les appartements*. — Il est interdit d'abriter dans les appartements et dans les jardins des chiens, chats, oiseaux et autres animaux dans des conditions qui puissent incommoder les voisins.

En cas de plainte, le Bureau d'Hygiène déterminera les mesures à prendre et le propriétaire des animaux est tenu de s'y conformer.

Art. 231. — *Interdiction de puiser de l'eau ailleurs qu'aux fontaines publiques*. — Il est interdit de puiser de l'eau de la ville ailleurs qu'aux fontaines publiques disposées à cet effet.

Art. 232. — *Chiffonnage*. — Il est interdit de procéder sur la voie publique et dans les allées des maisons au triage des déchets contenus dans les boîtes à ordures.

Art. 233. — L'achat, la vente, le triage des chiffons, vieux papiers, os, etc., sont interdits sur la voie publique et ne peuvent avoir lieu que dans les locaux établis conformément aux prescriptions du décret du 15 octobre 1810.

Art. 234. — Les débris transportés par les chiffonniers devront être renfermés dans des sacs ne laissant rien répandre.

Quand le transport aura lieu par charrette, ces déchets seront recouverts d'une bâche imperméable ou seront mis en ballots enveloppés de toile ou de papier fort.

Le transport se fera du point de départ au point d'arrivée par le trajet le plus court.

Il est interdit à tout transporteur de chiffons de stationner en route.

Art. 235. — *Interdiction d'entreposer les chiffons dans une maison habitée*. — Il est interdit d'entreposer, même temporairement, des chiffons et débris quelconques dans une maison habitée ou ses dépendances, même si la maison est habitée uniquement par le chiffonnier.

Art. 236. — *Interdiction d'habiter des dépôts de chiffons*. — Il est interdit de faire servir, même accidentellement, à l'habitation de nuit, les dépôts autorisés de chiffons et autres débris.

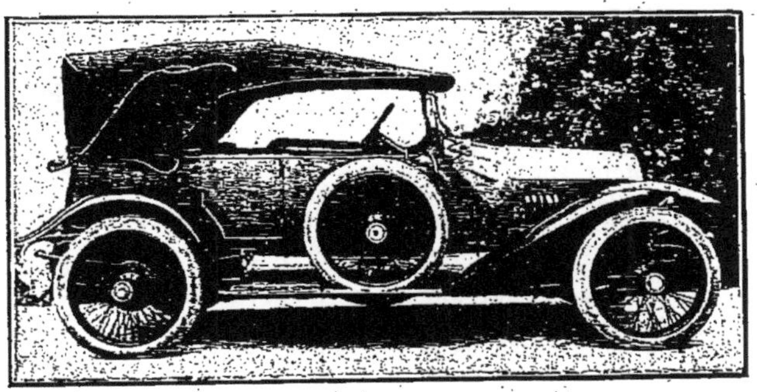

CARROSSERIE
GUÉRARD & CIE

34, Rue de la Paix
(à proximité de l'Avenue de la Gare)

NICE

Travaux en tous genres

Réparations immédiates

Téléph. : **26 - 21**

Agents exclusifs pour le littoral
de la Maison AUDINEAU & Cie de Paris

7° ÉCURIES

ART. 237. — *Conditions que les écuries doivent remplir en ville.* — Dans la partie agglomérée de la ville, les écuries devront remplir les conditions suivantes :

La hauteur sous plafond sera de 2 m. 80 au moins et le cube d'air par animal de 25 mètres.

Le sol des écuries sera imperméable dans toute la partie en contact avec les déjections des animaux ;

Aucun dépôt de fumier n'y sera toléré ; la litière devra être renouvelée avant aucune fermentation ;

Les fumiers seront enlevés tous les jours, à moins qu'ils ne soient entreposés dans une fosse imperméable, couverte, ne dégageant aucune odeur ;

La propreté la plus parfaite sera constamment entretenue dans les écuries.

Des mesures convenables y seront prises contre les mouches.

8° MESURES PROPHYLACTIQUES APRÈS DÉCÈS :

ART. 238. — *Inhumations urgentes.* — Lorsqu'à la suite d'un décès, le médecin traitant ou le médecin certificateur du décès mentionne l'urgence de la mise en bière, le maire l'ordonnera immédiatement et prendra les mesures nécessaires pour que l'inhumation ait lieu au plus tôt.

La bière, qui devra être étanche, contiendra, sur une épaisseur de 5 à 6 centimètres, un lit de mixture absorbante antiseptique, dont la formule aura été agréée par le Bureau d'hygiène. Si le décès a eu lieu à la suite d'une maladie dont la déclaration est obligatoire, le maire le mentionnera sur le permis d'inhumer sans indication du nom de la maladie et cette mention sera produite sur le registre d'entrée du cimetière.

ART. 239. — *Exhumations.* — Le corps des personnes ayant succombé à une des maladies visées au décret du 10 février 1903 ne pourra être exhumé, pour quelque motif que ce soit, qu'un an au moins après le décès.

Si le corps doit être transporté dans un autre cimetière situé dans la commune, il sera placé dans un nouveau cercueil étanche garni de mixture antiseptique comme il est dit ci-dessus.

ART. 240. — *Transport du corps dans les voitures publiques.* — Le transport dans des voitures publiques de cercueils contenant le corps de personnes décédées est interdit.

CHAPITRE II

POLICE DES GARNIS

ART. 241. — *Salubrité des locaux.* — Indépendamment des règlements de police qui s'y appliquent, les garnis et appartements meublés seront soumis aux règles suivantes :

Ils ne seront autorisés qu'après enquête du Bureau d'hygiène qui vérifiera si les conditions de salubrité du local qu'on se propose de louer en garni sont conformes aux prescriptions du présent règlement.

Art. 242. — *Nombre de locataires par chambre*. — Le nombre des locataires qui pourront être reçus dans chaque chambre sera proportionnel au volume d'air qu'elle contiendra et réglé ainsi qu'il suit :

Dans les garnis autorisés avant la publication du règlement sanitaire de 1909, le volume d'air sera d'au moins 14 mètres par personne ; la hauteur sous plafond ne sera pas inférieure à 2 m. 60 et les vues directes ne seront pas inférieures à 1 m. 90.

Dans les garnis qu'on établirait à l'avenir dans les immeubles construits avant 1909, le cube d'air minimum sera de 18 mètres par personne si la chambre est située au réz-de-chaussée ou au premier étage et de 16 mètres si elle est au-dessus du premier étage.

Une chambre habitée par deux personnes ne pourra avoir moins de 28 mètres cubes. Une chambre habitée par trois personnes devra avoir au moins 40 mètres cubes.

Deux enfants au-dessous de 12 ans compteront comme un adulte.

Art. 243. — *Aération des chambrées*. — Les chambrées, c'est-à-dire les chambres qui logent plus de 3 locataires, dveront être pourvues d'une cheminée ou de tout autre moyen d'aération permanente.

Art. 244. — *Indication du nombre maximum de locataires par chambre*. — Le Bureau d'hygiène pourra prescrire que, dans chaque pièce, le nombre maximum de personnes qu'il sera permis d'y recevoir soit affiché d'une manière apparente et permanente.

Art. 245. — *Conditions à réaliser dans les chambres*. — Le sol des chambres sera imperméable et disposé de manière à pouvoir être fréquemment lavé, à moins qu'il ne soit planchéié et frotté à la cire.

Les murs, les cloisons, le plafond seront enduits en plâtre ou en mortier ; ils seront maintenus en état de propreté et peints à l'huile ou badigeonnés à la chaux. Les peintures seront lessivées et les badigeons à la chaux renouvelés autant de fois que besoin sera.

On ne pourra garnir les chambres de papiers que sur autorisation spéciale du Bureau d'hygiène. Ces papiers seront remplacés autant de fois que cela sera jugé nécessaire.

Art. 246. — *Water-closets*. — Dans tout garni, il y aura au moins un cabinet d'aisances pour 20 habitants.

Ces cabinets seront badigeonnés à la chaux et tenus dans un état constant de propreté ; il y sera laissé en permanence quelques litres d'une lotion désinfectante.

Art. 247. — *Eau.* — La quantité minima d'eau fournie pour l'alimentation et les soins corporels sera au moins de 30 litres par jour et par personne.

Art. 248. — *Surveillance des malades.* — Toutes les fois que dans un garni il y aura un malade qui ne sera vu par aucun médecin, le logeur sera tenu d'en faire immédiatement la déclaration au Bureau d'hygiène. Un médecin sera chargé de constater la nature de la maladie et de provoquer les mesures qui pourraient être nécessaires.

Le logeur sera tenu de déférer aux injonctions qui lui seront adressées à la suite de cette visite.

CHAPITRE III

DE L'INSPECTION SANITAIRE DES ÉCOLES

Art. 249. — *Surveillance sanitaire des écoles.* — Les médecins du Service d'assistance sont chargés de la surveillance sanitaire des écoles sous la surveillance du médecin inspecteur, spécialement sous la direction des médecins inspecteurs affectés à ce service. La répartition de leur service sera spécialement faite par le Maire.

Ils s'entendront avec le médecin et visiteront ensemble, au moins une fois par trimestre, les écoles et salles d'asile communales placées dans leurs sections respectives. Ils constateront, dans un rapport, les faits qu'ils auront observés et ceux qui leur seront signalés par les directeurs et directrices. Ils proposeront les modifications qui leur paraîtraient nécessaires. Ces rapports seront adressés au Bureau d'hygiène, qui les transmettra au maire avec son avis sur les mesures à prendre.

Art. 250. — Le médecins-inspecteurs s'assureront que tous les enfants sont vaccinés et vérifieront si quelques-uns d'entre eux ne seraient pas atteints de la coqueluche, d'affections de la peau, du cuir chevelu, des yeux et d'autres maladies de nature transmissible.

Art. 251. — *Eloignement des malades.* — Ils prescriront l'éloignement de l'école ou de l'asile de tout enfant reconnu atteint de maladie contagieuse. Cette prescription sera exécutée d'urgence.

Art. 252. — *Délais avant la réadmission des convalescents.* — Les élèves qui auraient été atteints de maladies contagieuses ne seront réadmis à l'école ou à l'asile que sur production d'un certificat du médecin-inspecteur, contresigné par le directeur du Bureau d'hygiène et dans les délais suivants :

Rougeole. — 16 jours après le début de l'éruption. Les frères et sœurs du malade seront éliminés aussitôt que la maladie aura été reconnue et pendant le même délai.

Scarlatine. — 40 jours après le début, si toute trace d'exfoliation épidémique a disparu. Les frères et sœurs, s'ils habitent avec le malade, seront éliminés pendant la même durée ; s'ils habitent séparément, ils seront réadmis huit jours après la constatation de la maladie.

Coqueluche. — Les malades seront réadmis après la disparition complète des quintes ; leurs frères et sœurs seront éliminés pendant la même durée.

Oreillons. — 20 jours après le début.

Diphtérie. — 40 jours après le début et après disparition de toute trace de rougeur, de coryza et d'engorgement ganglionnaire.

Varicelle. — 20 jours après le début.

Fièvre thyphoïde ; typhus exanthématique. — 10 jours au moins après la disparition complète du plus léger trouble de la santé.

Variole ; varioloïde. — 10 jours au moins après la disparition de toute croûte ou de toute exfoliation épidermique.

Suette militaire. — 6 semaines après le début.

Maladies contagieuses des yeux ou de la peau. — 8 jours après guérison complète.

Pour les maladies plus rares, il sera décidé par le directeur du Bureau d'hygiène, sur la proposition du médecin inspecteur.

Art. 253. — Les régistres de présence réglementaires dans chaque école seront communiqués au Bureau d'hygiène pendant les grandes vacances, les congés de Noël et de Pâques.

Art. 254. — En dehors de la visite mensuelle d'inspection, les directeurs et directrices pourront réclamer l'intervention du médecin inspecteur, toutes les fois qu'ils se trouveront en présence d'une affection contagieuse ou douteuse.

Art. 255. — Dans les cas moins graves, les enfants, sur l'invitation du directeur ou de la directrice, seront conduits par leurs parents à la consultation du médecin chargé de l'inspection de l'école, qui les examinera et fera connaître aux parents le résultat de son examen. On agira de même pour faire constater la guérison d'un enfant et obtenir le certificat nécessaire pour la réadmission dans les écoles.

CHAPITRE IV

DES VOYAGEURS VENANT DE PAYS CONTAMINÉS

ART. 256. — *Passe-port sanitaire*. — Toute personne venant d'un pays contaminé est tenue, dans les 24 heures de son arrivée à Nice, de faire parvenir à la Mairie le passe-port sanitaire qui lui a été délivré à la frontière, en y indiquant l'adresse exacte où un médecin, délégué par le maire, pourra s'assurer de son état de santé.

TITRE V

Police des Denrées Alimentaires

ART. 257. — *Enquête avant autorisation*. — Les autorisations d'établissements, de dépôts ou de vente des denrées alimentaires ne seront accordées qu'après enquête et avis favorable du Bureau d'hygiène, sans préjudice des autres conditions que l'Administration croira devoir imposer.

ART. 258. — *Application de la loi du 1er août 1905*. — La police des denrées alimentaires sera exercée par le Bureau d'hygiène et conformément à la loi du 1er août 1905 et aux décrets et arrêtés qui en règlent l'application.

ART. 259. — *Emploi exclusif de l'eau reconnue potable*. — L'eau reconnue potable doit seule être employée pour la fabrication, le lavage des denrées alimentaires et des ustensiles qui servent à leur préparation et pour tous les usages qui s'y rapportent.

Dans les cafés, restaurant, buvettes, il ne sera servi et employé que de l'eau reconnue potable.

ART. 260. — *Propreté des locaux et ustensiles*. — Les locaux affectés à la préparation, à la conservation et à la manipulation, à la vente ou à la consommation des denrées alimentaires, seront entretenus dans la plus parfaite propreté, de même que les balances et ustensiles quelconques employés aux mêmes usages.

ART. 261. — *Denrées avariées*. — Il est interdit de vendre et de mettre en vente des denrées alimentaires avariées ou impropres à la consommation pour une raison quelconque.

Ces denrées seront saisies.

ART. 262. — *Colportage interdit. Inspection des denrées*. — Le colportage des viandes, des poissons, des champignons, est interdit.

Ces denrées ne pourront être mises en vente qu'après inspection.

ART. 263. — *Le plomb ne doit pas être en contact avec les denrées alimentaires.* — Le plomb et ses alliages, les vernis plombiques seront absolument exclus des récipients, tuyaux et accessoires servant à la manipulation des denrées alimentaires, ainsi que des revêtements métalliques sur lesquels ces denrées peuvent être directement posées.

ART. 264. — *Bois injectés ; vieilles boiseries.* — Il est interdit pour le chauffage des fours de faire usage de bois injectés de sulfate de cuivre ou autres toxiques ou de vieilles boiseries peintes.

ART. 265. — *Etalage à l'air libre.* — Les étalages à air libre sont rigoureusement interdits pour les denrées alimentaires de quelque nature qu'elles soient, susceptibles d'être consommées crues ou sans nouvelle cuisson, tant sur les trottoirs qu'aux devantures ouvertes.

Toutes ces denrées doivent être protégées efficacement contre les poussières et contre les mouches, tant à l'extérieur qu'à l'intérieur des magasins.

Ces mesures sont également applicables sur les champs de foire et dans les fêtes foraines.

ART. 266. — Aucun étalage de denrées alimentaires ne pourra être établi à moins de 60 centimètres au-dessus du sol.

ART. 267. — *Interdiction de toucher aux denrées mises en vente.* — Les denrées ne doivent être manipulées que par ceux qui les vendent.

Il est interdit à toute autre personne de les toucher.

Autant que possible, les locaux de vente seront disposés de manière que l'acheteur ne puisse toucher les denrées mises en vente.

ART. 268. — *Préservation des denrées alimentaires.* — Il est interdit de vendre dans le même local des denrées alimentaires et des marchandises non alimentaires et malodorantes, sans que toutes précautions soient prises pour éviter que les mauvaises odeurs se communiquent aux aliments.

ART. 269. — *Transport des denrées.* — Le transport des denrées et principalement des viandes et du pain devra s'effectuer dans des voitures fermées ou, tout au moins, les objets transportés devront être enveloppés de toiles d'emballage propres qui les protègent complètement contre les poussières et toute souillure

ART. 270. — Il est interdit de transporter ,en même temps que du lait, des récipients remplis d'eau.

ART. 271. — *Précautions.* — Il est interdit de se livrer sur la voie publique à aucune opération qui risque soit de souiller les denrées alimentaires, soit de salir la voie publique.

ART. 272. — *Cresson.* — Le cresson ne pourra être vendu que s'il provient de cressonnières irriguées avec de l'eau propre. Il est interdit d'employer à cette irrigation des eaux de ruisseaux qui ne puissent être surveillés sur tout leur cours.

Art. 273. — *Ustensiles.* — Dans les locaux de vente, les viandes, poissons, charcuteries, fromages et autres denrées analogues devront être posées sur du marbre, de la pierre, des plats ou sur des revêtements imperméables.

Art. 274. — Les ustensiles affectés au transport du lait, les corbeilles affectées au transport du pain, ne pourront servir à aucun autre usage.

Art. 275. — *Vases et robinets en cuivre.* — Il est interdit de tenir le vinaigre dans des vases de cuivre ou d'adapter des robinets de cuivre aux tonneaux qui le contiennent.

Art. 276. — *Bonbons colorés.* — Les confiseurs ou autres marchands qui vendent des liqueurs ou bonbons colorés devront indiquer leur nom et leur adresse sur les bouteilles ou enveloppes contenant ces marchandises.

Art. 277. — *Animaux de basse-cour.* — Le dépôt, l'entretien et le stationnement d'animaux de basse-cour et de tous autres animaux sont défendus dans l'agglomération de la ville.

Les approvisionnements journaliers nécessaires pour la vente au détail seront déterminés par l'Administration.

Le dépôt, l'entretien et le stationnement d'animaux dans la partie non agglomérée de la ville, pourront être interdits s'il en résulte pour les voisins une incommodité quelconque.

Art. 278. — *Vérification des viandes.* — Toute viande qui ne sera pas munie de l'estampille de vérification sera immédiatement transportée au Bureau de Vérification ; procès-verbal sera dressé.

Art. 279. — *Etaux, charcuteries.* — Tout étal, tout magasin de charcuterie, devra remplir les conditions suivantes :

1° Il sera suffisamment spacieux ;

2° Il sera fermé sur rue, dans toute sa hauteur par une grille en fer ;

3° Il sera très largement ventilé par d'autres ouvertures que la porte ;

4° Les murs seront revêtus d'enduits ou de matériaux imperméables ;

5° Le sol sera en surélévation de la voie publique ; il sera entièrement dallé avec pente ou rigole dirigée vers un orifice grillé et siphonné conduisant les eaux à l'égout par une canalisation souterraine ;

6° L'étal devra être pourvu d'eau pure en quantité suffisante pour le nettoyage.

Art. 280. — *Viande de cheval.* — La vente des viandes de cheval, d'âne ou de mulet sont, en ce qui concerne l'abattage, la vérification, la tenue des entrepôts et des locaux de vente, soumis aux mêmes règles que la boucherie ordinaire.

Aucune autre viande ne pourra être vendue dans les mêmes locaux.

Les viandes de cette nature porteront une estampille spéciale.

Une enseigne apparente indiquera la nature particulière de la viande vendue dans le magasin.

ART. 281. — *Glace alimentaire.* — La glace mise en vente pour l'usage alimentaire devra donner, par fusion, de l'eau potable.

ART. 282. — *Locaux de vente de glace.* — Les locaux où il est entreposé ou vendu en même temps de la glace alimentaire et de la glace à usage industriel seront agencés de manière à ce que les deux espèces de glace soient nettement séparées ; des écriteaux apparents indiqueront la nature de chaque espèce de glace.

TITRE VI

Dispositions Générales

ART. 283. — *Edifices publics.* — Sauf ce qui a été dit à l'art. 80, les dispositions du présent règlement sont applicables aux établissements publics.

ART. 284. — *Périmètre d'application.* — Les dispositions du présent règlement sont applicables dans toute l'étendue de la commune.

DÉROGATIONS

ART. 285. — Dans les cas qui ne sont pas prévus au présent Règlement et dans les cas où une dérogation paraîtrait nécessaire, il sera procédé comme il est dit aux art. 1 et 2 de la loi du 15 février 1902.

ART. 286. — Nul ne pourra s'opposer aux visites et enquêtes des agents de l'Administration ayant mandat de veiller à l'application du présent Règlement.

TITRE VII

Pénalités

ART. 287. — Ceux qui auront contrevenu au présent Règlement seront poursuivis en application des art. 27 et 29 de la loi du 15 février 1902 et des autres lois en vigueur.

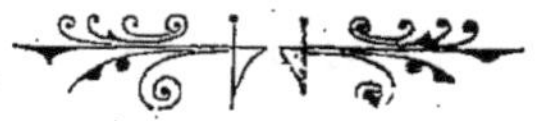

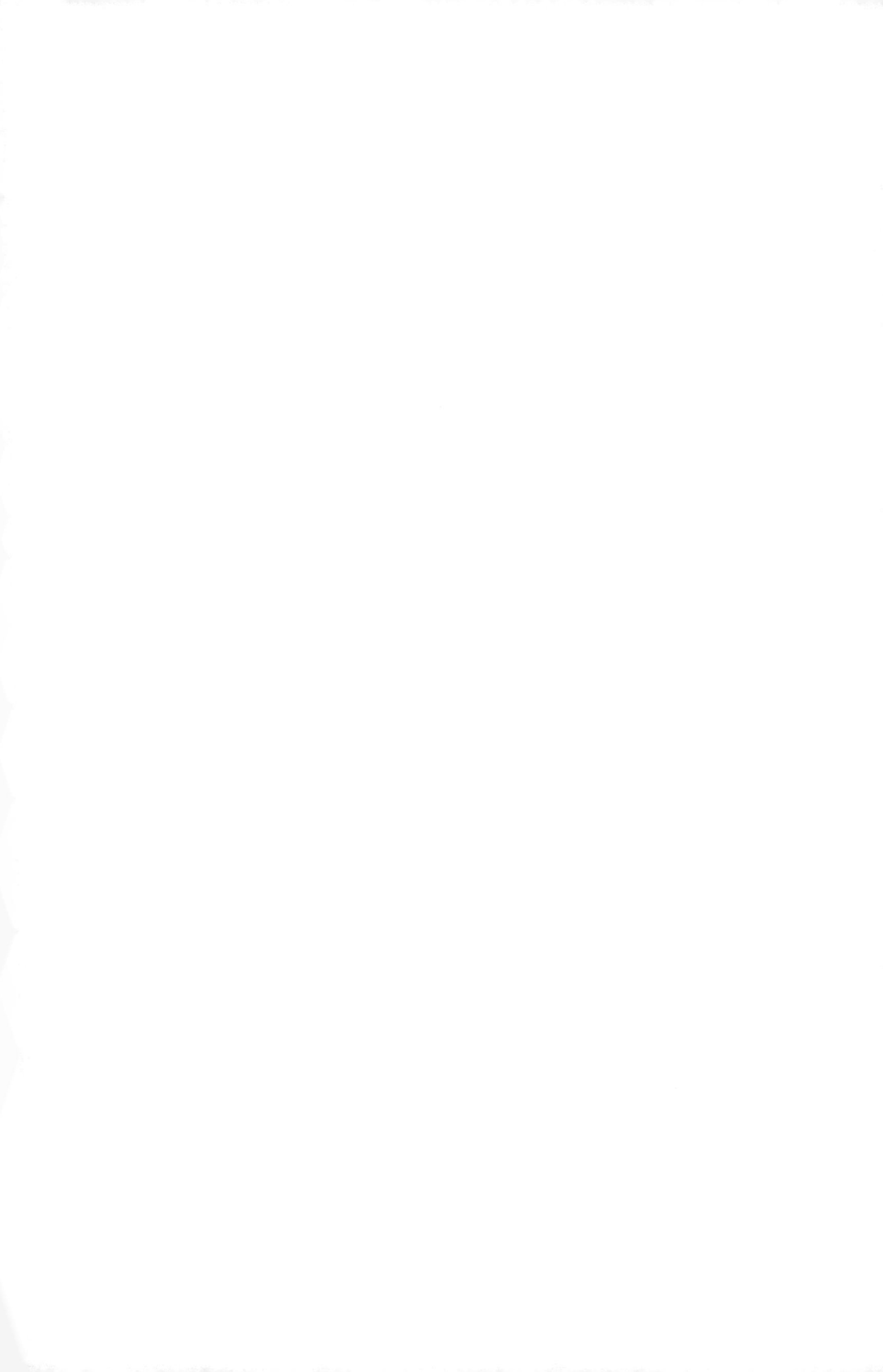

9 782019 923853